守護失智病友的法律攻略

親友失智了，在法律上
怎麼保護他們、也保護自己？

林致平．方瑋晨．黃麗容．廖國翔．李佑均——著
有澤法律事務所——策畫

敬告讀者

本書提供讀者生活中對失智症問題的法律知識及處理原則，若有具體法律問題，請仍須諮詢專業律師。

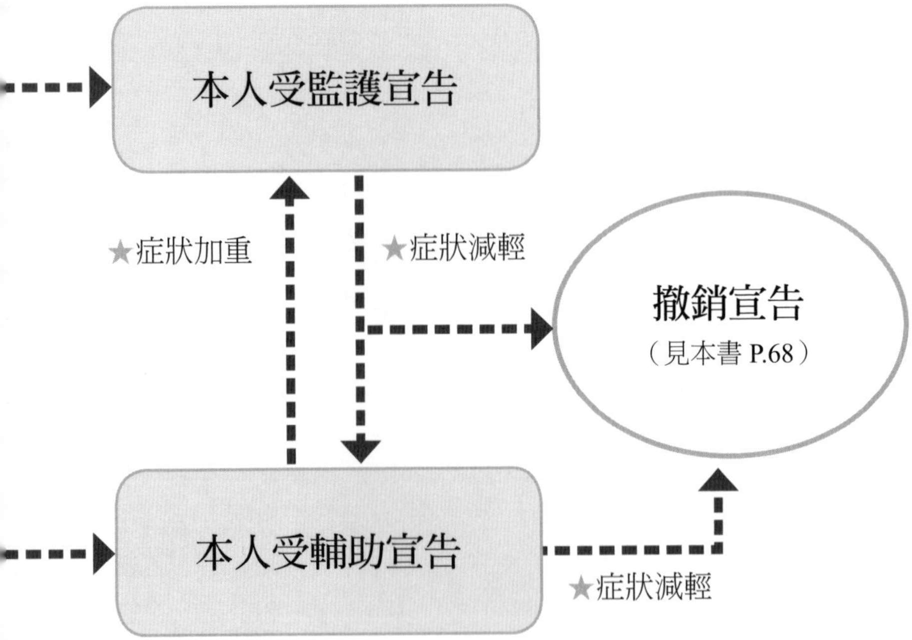

為了讓有需要的人可以提早做準備，本人意思表示能力還健全時，亦可委任監護人（意定監護：民法第1113之2，見本書P.110)。

★ 依本人或利害關係人聲請

閱讀之前

失智症相關聲請流程

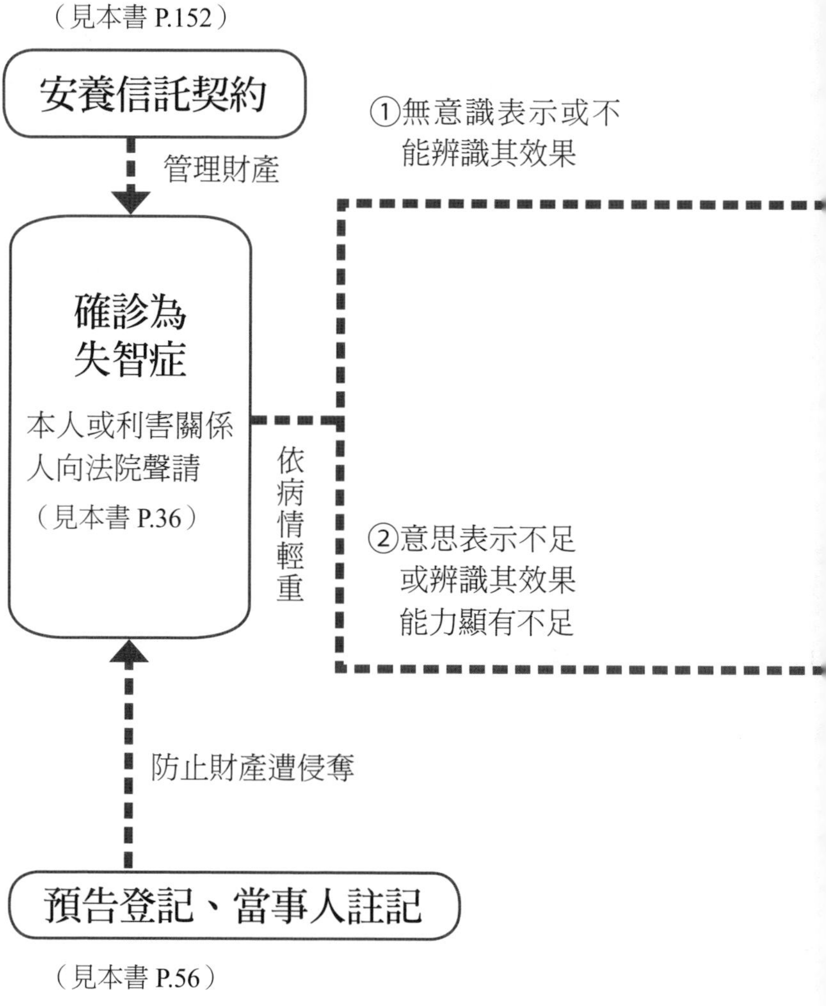

目錄

第2章 失智症病友行為的法律效果

第4章 失智症病友的財產保障

第5章 其他常見實例問題

【推薦序】

失智症是一種疾病現象，而不是正常的老化

童年、青年、壯年到老年是人生必經的路程，這段路程，以百年計算，五個二十年而已。第一個二十年（一～二十歲）為了求學而努力，第二個二十年（二十～四十歲）為事業而拚搏，第三個二十年（四十～六十歲）為家人、為工作操心，第四個二十年（六十～八十歲）已到退休年齡，終於可以無憂無慮的享受自己要如何生活的日子，所以大部份人都認同六十歲後的二十年，是人生的黃金時代，六十歲以後才是真正的人生。

六十歲後的二十年，要享受自在自主的快樂生活，必須要有健康的身體、健全的思考能力和基本的經濟能力。尤其身體要健康、心智要正常，更是重要，若非如此，不但自己享受不了六十

歲後人生黃金時代的快樂生活，反而會成為自己和家人的壓力和負擔。

失智症是一種疾病現象，而不是正常的老化，衛生福利部委託台灣失智症協會進行的失智症流行病學調查結果，依內政部二〇一八年十二月底人口統計資料估算，台灣六十五歲以上老人共三百四十三萬三千五百一十七人（佔全人口的十四・五六％），其中失智症有二十六萬九千七百二十五人，佔十八・二三％。也就是說六十五歲以上的老人，約十二人即有一位失智者，而八十歲以上老人，則每五人即有一位失智者。

近日在媒體上看到新聞報導：「定居外國的子女回台後，不承認年邁父親所簽立的遺囑，認為是在台的子女利用失智父親的無意識而書立的⋯⋯」、「在姊夫的醫院工作十數年，姊夫原答應會給退休金，不幸姊夫罹患失智症，外甥拒給阿姨退休金而興訟⋯⋯」、「老太太散步走失，警察見其手腕環帶上有聯絡電話及地址，要主動送老太太回家，老太太就是不肯，警察只好打電話給他家人，當女兒在電話中呼喚母親回家時，老太太馬上答應回家⋯⋯」。

在我們日常生活中，聽到如上述失智症病友的故事真的非常多，大家應該都會想到，要如何保護失智症病友的法律上權利？有哪些法律是保護失智症病友的法律？如何去瞭解這些法律？如何去採用這些法律？

有澤法律事務所的同仁集體撰寫了這本《守護失智病友的法律攻略》，我有幸先睹為快，書中從如何認識失智症、如何保護失智症病友法律上的權利、在實務上如何操作這些保護失智症病友的法律規定、法院和政府機關有如何保護失智症病友的機能⋯等等，都有清楚的介紹。

這本書淺顯易懂，是寫給普羅大眾閱讀的，可以讓讀者快速地瞭解有那些法律是在保護失智症病友，及在實務上要如何適當的採用這些法律規定。

有澤法律事務所的執筆律師，是我多年的工作伙伴，他們集智撰寫了這本實用，又可以幫助失智症病友及其家屬的好書，是有益社會，且值得肯定的工作，爰樂為推薦序。

若宇法律文教基金會　董事長

古嘉諄

【推薦序】

法律保障的是失智者的權力，而不是限制！

失智者的權利保障與限縮，是一個複雜的課題，在二十餘年的工作經驗中，不只一次遇到失智者財產、契約或購物糾紛的狀況，其中有些是被惡意詐騙，有些則是不知道已經患了失智症，在無意間做了不周延的決定與行為，發生這種情況，一番家庭風暴難免，到底該怎麼辦呢？大部分的人想到的是限制失智者所有行為，甚至剝奪了外出與社會參與的機會，這樣其實會造成更大的問題。

在法律上，「輔助宣告」與「監護宣告」是可以進行的處遇措施，可是艱澀的法律名詞，專業工作者都不一定能理解，對於一般民眾更如天書般難懂，這中間的落差，要怎麼對話與弭平？《守護失智病友的法律攻略》這本書，蒐集因失智症而受害的民眾及家屬常遇到的困擾與實際案例，從法律的視角進行解讀，對於陷入困擾中的民眾，在書裡面可以找到相符狀況，得到具體參考與建議，文字淺顯易懂，讀起來就像一本故事書，案例貼切讓人感同身受，不會有冷冰冰條文的距離。

作者群具深厚的人權素養，以確保失智者當事人權利、照顧、自立為基礎，進行法律的支援。當我讀到一個受監護宣告的失智者，無法進行財務與訂定合約的行為，但只要有意思能力，仍可以自己決定要跟誰結婚時，不禁拍手叫絕。一般人通常會認為失智者既然已無行為能力，就什麼都不能主張了吧，但作者就是舉了個例子，告訴大家不是這麼回事喔。

誠摯推薦這本像故事書的法律書！

台灣居家服務策略聯盟　理事長
台灣自立支援照顧專業發展協會　理事長
長泰老學堂　執行長
林金立

【推薦序】

一本寫給失智症病友與家屬的法律攻略

失智症患者除了有醫療、照顧上的需求，潛在法律風險也不少。根據媒體報導，失智症患者可能成為詐騙的被害人，有時甚至被利用成為詐欺的幫助犯。本書由專精法律議題的有澤法律事務所同仁們合著，具有下列特色，值得讀者參考：

1. 詳細介紹監護與輔助宣告

監護與輔助宣告是保障失智症患者財務安全的釜底抽薪之道，係由法院為之。以二〇一九年為例（截至八月底止），受監護與輔助宣告者合計五八一九一人，領有身心障礙證明者有一一七・八萬人，亦即受宣告者僅占身心障礙者的四・九％左右，可見一般民眾未必熟知監護與輔助宣告制度。

本書詳盡地說明了此制度的意義與內涵，包括聲請程序、聲請權人、應備文件；法院審理過程、考量因素；監護或輔助宣告之後，本人行為的效果以及監護人之職務、報酬；監護人不適任時的改定程序等。換言之，從監護與輔助宣告的開始、存續、終了，均有淺顯易懂的說明，足供失智症患者或家屬作為「攻略」手冊加以參考。

另，監護與輔助宣告之所以使用率不高，很多狀況是因為家屬直接處分失智症患者本人的財產，而認為沒有必要去法院聲請監護與輔助宣告。本書在第三則特別針對此點提出澄清，亦即家屬此種行為屬於無權代理或無權處分，該法律行為在民事上效力未定。倘若日後家屬中有人對此不滿，還可能引發偽造文書、侵占等刑事紛爭。因此本書建議失智症確診後，應儘速聲請監護或輔助宣告，此點亦值得家屬借鑑。

2. 提供其他保護財務安全的法律攻略

監護與輔助宣告係由法院審理，程序嚴謹，需耗費一定時日。本書注意到此問題，在第五則提供了預告登記與當事人註記的兩個方法，能較迅速保護失智症患者的財務安全。

3. 提供預先規劃的建議

監護與輔助宣告雖可保護患者的財務安全，但也對患者本人的權利造成一些限制，例如行為能力受限、喪失選舉權、結社權、失去某些專門工作資格等，因此可否不聲請監護與輔助宣告，仍使失智症患者的財產受到保護，也是重要課題。本書對此提出了安養信託的建議，並在第二十、二十一、二十二則說明了安養信託的內容與效力。一般民眾對信託較陌生，此部分可幫助尚未罹患失智症者，預先規劃並保護自己的財產，而非坐等監護與輔助宣告，相當有意義。

4. 說明患者本人財務安全「以外」的其他法律風險與因應策略

例如失智症患者涉及竊盜等犯罪行為時，法院可能免刑或減輕其刑；失智症患者的醫療同意權、扶養問題、勞動問題、失蹤乃至死亡宣告問題等。因此，即使事先已充分規劃、在財務方面安全無虞者，亦可藉由本書，對失智症患者可能涉及的法律議題，具備整體、概括的認識。

基於上述特色，本書有助於讀者了解失智症患者的所有法律相關問題，並提供了初步因應意見，減少失智症病友及家屬的不確定感，進而規劃適合自己的策略，是以，筆者給予高度評價。

另，作者們費心將平日執業所累積的寶貴經驗，用平易近人的語言，分享給失智症病友與家屬，筆者亦深感敬佩。本書確實是一部值得閱讀、學習的攻略。

台灣大學法律學系　副教授　黃詩淳

【推薦序】

法律如何幫助失智症患者家庭所面臨的諸多問題

隨著高齡化社會的發展，罹患失智症的人口逐漸增多，依衛福部與內政部二〇一八年十二月的調查與統計，台灣六十五歲以上的人口約每十二人即有一位失智者，而八十歲以上的人口，則每五人即有一位失智者，且未來失智症人口有持續攀升的趨勢，因失智而引起的問題，諸如迷路、遺忘、表達障礙、生活障礙、情緒改變，甚至失蹤等，已經造成許多家庭的困擾。

個人身邊不乏若干親友，因家中長者罹患失智症，而導致家中生活失序，經濟能力稍好者，還可以請人幫忙照顧，而經濟能力較差者，或是家中其他長輩不願意請人進到家中來幫忙，而必須由家人親力親為照顧者，不僅影響子女的工作，也使得家中的生活品質大受影響。

失智症患者家庭所面臨的諸多問題，並非單靠家庭之力就可以解決，這是整個社會所要共同面對的嚴肅課題，需要集合國家與社會的整體力量，共同協助失智症的家庭來解決。這些問題，除了生活照顧上的問題較為迫切外，容易被忽略的是因失智所引起的相關法律問題。

失智症者的理解力與判斷力已經逐漸弱化，其原有的生活關係、財產管理，如何妥善規劃與處理，涉及許多複雜的法律問題，這也是失智症家庭所必須面對的，特別是失智症者的家人如何利用現有的法律制度，有效地確保失智症者本身與家庭的權益。

本書從法律觀點出發，對於與失智症者最直接的輔助宣告或監護宣告制度、失智症者與家庭和監護人的關係、監護人如何處理監護事務、如何避免失智症者的財產遭到侵奪、何謂安養信託、失智症者的醫療自主權、工作權益保障等問題，都能針對具體的問題，詳盡地加以說明，對於失智症者的家庭，有非常高的參考價值，詳讀本書就可以按部就班地為失智症者妥善地建構一個周延的「保護網」，值得大力推薦！

台灣大學法律系　教授

謝銘洋

【策畫者序】

法律雖然冰冷，但人的溫暖是相互扶持的曙光

曾經在一次餐會中聽到法學界的前輩轉述這樣的故事：有一對夫妻，丈夫是正值壯年的開業醫師，妻子則操持家務，夫妻感情融洽，家庭生活富裕穩定。但不知何時開始，丈夫雖然每天照常到診所看診，但離開診所後的日常生活，經常出現幻覺，脾氣變得不穩定，對於時間的記憶時而錯亂、對於空間的印象也經常混淆。妻子不知所措，但經過蒐集各種資訊，四處求醫後，丈夫被確診罹患早期失智症，這種印象中專屬於老年人的疾病，竟然會找上一向精明清楚的丈夫。妻子一向負責家務，無論是診所的事業、家中的主要資金都由丈夫全權管理，但眼前的丈夫，雖然外表看不出異常，事實上已經不是以前的丈夫。妻子對不可知的未

來，感到無限恐懼，也不知道法律上她可以做什麼，以免丈夫日漸喪失自理能力後，她連治療丈夫的醫療費都無法動支。

台灣與世界上很多國家一樣，都面臨人口老化的問題，過去令人聞之色變的失智症，卻不再只是老年人的專利，失智症的患病人口年輕化，已經悄悄侵蝕這個社會的基盤，但失智症可能引起的社會問題及法律問題，卻尚未獲得應有的重視。

有澤法律事務所成立後，我們一直在思考，應該以什麼樣的題目，作為有澤的第一本著作，最後我們選擇了這個大家可能會有點意外的主題，因為它跟有澤團隊過去在法界給大家的印象不太相同。

作為律師，我們看過許多人、公司的「生老病死」；作為人，我們正在體驗自己人生的生老病死，基於一份對於人性最深切的關懷，我們動念想要用自己的專業替這個社會做些什麼。我們始終相信，法律雖然冰冷、法庭雖然肅穆、程序或有煎熬，但人的溫暖會是相互扶持的曙光。

有澤的同仁們在繁忙的公務之餘，一同產出了這本書，這不是一本深奧的法學鉅著，也不是一本複雜難解的教科書，這是一本盡可能貼近每個使用者的「法普」書籍。

最後要感謝參與本書撰寫的有澤法律事務所同仁們，以及在過程中提供我們很多協助的出版社夥伴，同時，也要感謝曾協助本書編撰的黃立慈律師、洪培慈律師。翻閱這本書的人，不管是正在經歷家人罹患失智症的痛苦，抑或只是出於關心或好奇，如果讀者能在書中找到一些可能性，對我們而言就是最大的報償。

有澤法律事務所　主持律師

黃馨慧

【前言】

不可不知的失智症病友法律保障知識

本書在企畫時，主要是設定給甫遭遇失智症問題的家庭，以及對此議題有興趣者，讓有需要或想要規劃老後財務、生活的人，都能夠過本書了解程序的進行，並盡速地給予失智症病友扶持以及協助。這本書沒有深入論理的法學論述，而是一本給予失智症病友家屬扶持、協助的法律白話文工具書。

初次閱讀的讀者，可以先參考第四～五頁。透過流程圖的方式，讀者可以大致理解若遇到失智症案例時，可能會歷經的法律程序；讀者可以透過對於法律程序的初步理解，進而翻閱對應的章節進一步閱讀。

或者，也可以翻到目錄，查閱與您切身相關或關心的題目，每一則題目旁，都有簡明扼要的說明以及相關法條參考，讓您從目錄中就能明白答案，對於重點有一定的掌握，比較不會因慌亂而失去方向。

閱讀本書每則解析時，建議先行閱讀第一段的「案例」，然後跳接最後一段的結論，可以快速了解該案例的重點及提示。之後，再進一步的閱讀內容，了解全盤程序與分析。

對於案例中所提到的法律條文，本書也一併附於後續附錄，可以讓讀者隨時進一步對照查看，避免斷章取義的誤判。

閱讀完這本書後，您會知道面對問題可以一步一步的解決，相信萬一您如果碰到親友有失智症問題時，便不會感到慌張，可以重新查閱本書，開始思考要怎麼分享告知應該辦理得法定程序，安心感受法律的保障。

最後，我們還是必須提醒讀者，任何的專業都有其複雜難解之處，這本書或許能夠指引您一個方向，同時提供您對失智症問題的法律意識及一般性處理原則。然而，因為不同的人、事、時、地、物，都會產生各種差異，難以一概而論，因此，關於具體法律問題，建議請仍須諮詢專業律師。當然，讀過本書，必然有助於快速理解律師的法律意見。

第1章

確診為失智症後

01 失智症確診後應該怎麼做？

聲請輔助宣告、監護宣告。（民法第十五條之一）

林先生是享譽國內的骨科醫師，自行開設診所，相當受到患者愛戴。林先生的妻子王小姐幾個月前發現林先生的情緒時常不穩定，雖然在診所執業上還沒有大問題，但對於剛發生的事情全不記得，老忘了自己把東西放在那裡，有時還會說出根本沒發生的事情。

某次王小姐看到失智症相關報導，好說歹說要林先生就診，醫師診斷林先生罹患失智症，該怎麼辦？

失智症的病症會隨著時間及狀況而有所變動，在確診失智症後，失智症病友在外觀上與常人無異，但卻已無法用原本的認知狀態去買賣東西、出租或承租房子、決定要不要借錢等法律行為。

如果此時不採取適當的處置措施，將可能使失智症病友暴露於各類型之法律風險下。為有效幫助失智症病友，當務之急應該是依據失智症病友病症狀況，為失智症病友聲請「輔助宣告」或「監護宣告」，以避免法律風險隨著時間擴大。在民法上，設有輔助宣告及監護宣告之制度，可供失智症病友及家屬利用。

所謂輔助宣告規定於民法第十五條之一①，是指因某個人因為精神狀態上已經出現一定的障礙或心智年齡降低、判斷能力已經產生缺陷的狀況。

此時失智症病友在對外界表達自己的意思（法律上稱為「意思

表示」）、辨別他人的意思表示的能力有所不足，但還不到完全無法進行、接收、理解意思表示的程度。就失智症而言，失智症病友的病況是動態過程，在失智症前期，失智症病友還是某程度上能夠辨識、認知其言行所代表意義的程度，在這個階段中，輔助宣告可能會是保障失智症病友權益的措施之一。

失智症病友受輔助宣告後，進行法律上行為時②，例如當公司（診所）負責人、借錢、為人作保、買賣房屋等，原則上需受輔助人（林先生妻子）的同意。如果未經輔助人同意，像是自己寫遺囑、在票據上背書等屬於「單獨行為」③原則無效；至於「契約行為」則須經輔助人事後同意始生效力。相關法律效果規定於民法第十五之二條④。

但若屬受輔助宣告者（林先生）「純獲法律上利益、日常生活所必需之行為」，則無需經輔助人（林先生妻子）同意即可為之。

而所謂純獲法律上利益，舉例而言，實務上曾經認定「沒有任何負擔而受贈與」是純獲法律上利益⑤，相對而言，所謂「附負擔之贈與」，例如贈與房產但應履行撫養義務，就不是純獲法律上利益。另外，實務也有認為聲請住宅租金補貼可能不是純獲法律上利益⑥。

至於所謂日常生活所必需，則應依社會客觀標準個別認定，是否與身分及生活關係相當，應依行為整體而觀察，並且個案認定。舉例而言，為了填飽肚子到便當店買晚餐就是日常生活所必須，而實務上曾認為註冊電子支付帳戶則可能非屬日常生活所必需⑦。

至於監護宣告之對象，則是精神障礙或其他心智缺陷，已經到達不能表達自己的意思或理解或辨識別人表達的意思。如果失智症病友的症狀，已經嚴重至此程度，則有向法院聲請監護宣告的必要。

一旦經法院裁定受監護宣告後，此時依據民法第十五條，受監護宣告之人（林先生）成為無行為能力之人，所作成的意思表示，無論屬於「單獨行為」或「契約行為」皆屬無效。在受監護宣告之情況下，失智症病友即須由監護人代理（代為及代受意思表示）。

就本案例而言，若王小姐發現林先生已經有失智症的前兆或已經就診確定失智症，建議盡速向法院聲請監護宣告或輔助宣告，以免權益受損的狀況發生，對失智症病友與家屬造成難以處理的壓力與負擔。

若失智症病友已受輔助宣告或受監護宣告

時，於法律面上實已難執行專業業務，應特別留意。

①民法第十五條之一第一項：「對於因精神障礙或其他心智缺陷，致其為意思表示或受意思表示，或辨識其意思表示效果之能力，顯有不足者，法院得因本人、配偶、四親等內之親屬、最近一年有同居事實之其他親屬、檢察官、主管機關或社會福利機構之聲請，為輔助之宣告。」

②「進行法律上行為」包含：作為營業場所或法人負責人；作借貸、保證、贈與、信託；作訴訟及調解、和解、仲裁；簽訂契約、重要財產的處分、設定負擔、買賣、租賃或借貸；遺產相關事宜；或其他聲請權人或輔助人聲請指定之行為。

③所謂「單獨行為」係法律上得依當事人一方之意思表示而成立之法律行為，例如債務免除、同意、承認自書遺囑或於票據上背書等。

④民法第十五之二條：「受輔助宣告之人為下列行為時，應經輔助人同意。但純獲法律上利益，或依其年齡及身分、日常生活所必需者，不在此限：一、為獨資、合夥營業或為法人之負責人。二、為消費借貸、消費寄託、保證、贈與或信託。三、為訴訟行為。四、為和解、

調解、調處或簽訂仲裁契約。五、為不動產、船舶、航空器、汽車或其他重要財產之處分、設定負擔、買賣、租賃或借貸。六、為遺產分割、遺贈、拋棄繼承權或其他相關權利。七、法院依前條聲請權人或輔助人之聲請，所指定之其他行為。第七十八條至第八十三條規定，於未依前項規定得輔助人同意之情形，準用之。第八十五條規定，於輔助人同意受輔助宣告之人為第一項第一款行為時，準用之。第一項所列應經同意之行為，無損害受輔助宣告之人利益之虞，而輔助人仍不為同意時，受輔助宣告之人得逕行聲請法院許可後為之。」

⑤內政部（八十一）台內地字第八一一一七四〇號函：「本件土地所有權人將其土地贈與其未成年子女，如其未成年子女已滿七歲，且其贈與係無負擔而為純獲法律上利益者，自得由其未成年子女以自己之名義為受贈之意思表示，毋須得其法定代理人之同意，亦毋須由其法定 代理人代為意思表示⋯⋯」；台灣台北地方法院一〇一年度訴字第三七二〇號民事判決：「查被告丁〇〇、己〇〇於受讓系爭房屋所有權移轉登記時為限制行為能力人，已如前陳，其受意思表示，雖應得法定代理人之允許，但其受讓原告移轉系爭房屋之所有權且無須負擔費用，顯屬純獲法律上之利益⋯⋯」。

⑥內政部營建署營署宅字第一〇二〇〇二三九五六號函。

⑦法務部法律字第一〇七〇三五〇三一四〇號函。

02 如何聲請輔助宣告或監護宣告？

誰在什麼狀況下、依什麼程序可以聲請？要準備什麼必要文件？

（家事事件法第一六四條以下）

這陣子，妻子逐漸出現情緒不穩、判斷力衰退的症狀，對於一些熟悉的日常瑣事經常遺忘，經過診療後確診是失智症。

經過跟相關團體、病友家屬、法律服務諮詢討論後，知道應該要去聲請「監護宣告」。問題是：我可以聲請嗎？該去哪裡、怎麼聲請呢？

監護宣告與輔助宣告之程序，主要規定於家事事件法第一六四條以下。

原則而言，要向應受監護宣告者（即失智症病友）的住所或居所所在地的法院提出聲請。若該人沒有住所或居所時，則由第一個處理的法院（即受聲請法院）認定由哪個法院來處理。

關於聲請監護宣告的費用，首先必須繳納聲請費用新台幣一〇〇〇元，加上精神鑑定費用聲請人預納辦理精神鑑定的醫院，請參閱司法院提供的「各直轄市、縣（市）辦理監護／輔助宣告鑑定醫療院所參考名冊」（此部分的費用依據各醫院有所不同）。前述費用，由受監護宣告人負擔①。

至於誰可以來聲請呢？失智症病友本人、配偶、四親等內之親屬（例如父母、祖父母、兄弟姊妹、子女、孫子女、堂表兄弟姊妹）、最近一年有同居事實的其他親屬、檢察官、主管機關或社會福利機構皆可以向法院提出聲請。

此外，依據民法關於「意定監護」（見一一〇頁）之規定，意定監護契約之受任人亦可提出聲請。

聲請時應該要備齊的文件包括：

1. 聲請書狀；
2. 應受監護宣告之人、聲請人、擬擔任監護人及陪同一起開具財產清冊之人的戶籍謄本；
3. 應受監護宣告人的醫生診斷證明；
4. 法院若要求提出其他文書時，亦應提出。

法院在審理監護宣告的時候，將會委請專業醫師進行鑑定。法院原則上會訊問鑑定人以及應受監護宣告之人（即失智症病友），但若法院認為事實已經相當明確時，就不會有這個程序。

如果法院於審理聲請監護宣告事件時，認為該案件的失智症病友病況還沒有到達應受監護宣告的程度，但符合輔助宣告標準，法院會請聲請人或失智症病友陳述意見，並依聲請人的聲請或依據法院職權以裁定做成「輔助宣告」。

就聲請輔助宣告事件，其程序大致與前述聲請監護宣告事件相同。

相對的，雖然聲請人只聲請輔助宣告，但法院認為失智症病友的精神鑑定等狀況已經到不容易自行辨識事情的程度時，也可以依據聲請或依據職權作成受「監護宣告」之裁定。此外，若已經受輔助宣告之失智症病友，如果其辨識能力已有更不利、更惡化之情形，亦可聲請變更為監護宣告。

就本案例而言，若妻子已經確診失智症，配偶應盡速依據前述的法律程序準備好相關書面文件，向法院聲請輔助宣告或監護宣告，而不是自己隨意動用妻子財產或私下代替妻子行使其權利。

①家事事件法第一六四條：「下列監護宣告事件，專屬應受監護宣告之人或受監護宣告之人住所地或居所地法院管轄；無住所或居所者，得由法院認為適當之所在地法院管轄：一、關於聲請監護宣告事件。……前項事件有理由時，程序費用由受監護宣告之人負擔。」

03 親屬或其他第三人於聲請監護宣告前，能否處分失智症病友財產？

該處分行為將構成民法第一一一八條「無權處分他人之物」、或是民法第一七〇條「無權代理」等情形。

失智症病友小明的配偶小美，為了籌措生活費，決定將小明所有、現出租他人的房子出賣給第三人老劉變現。

在小明尚未經法院監護宣告前，究竟小美能不能處分失智症病友的財產？相關處分行為在法律上的效力又是如何？

失智症病友發病後，對於其所有之財產如何處分，可以說是最常遇到的法律問題。其中，也不全然是惡意的想要侵奪失智症病友的財產；更多時候，失智症病友的家屬毋寧是出於失智症病友可能遭不肖人士詐騙財產（例如賤賣房屋等），或基於籌措照護費用之需求，而想要將失智症病友的財產移轉到自己名下，或是將財產出賣以供失智症病友之日常照護及醫療所需。

那麼，親屬或是第三人在失智症病友已經發病，但尚未向法院聲請監護宣告前，究竟能不能處分失智症病友的財產呢？相關處分行為在法律上的效力又是如何？

其實，小美是法律上典型的「無權處分他人之物」或是「無權代理」的情形。

（一）因為小美是用自己的名義出賣不屬於自己所有的房屋，出賣後房屋移轉給老劉的行為，依民法第一一八條第一項的規定①，在房屋所有權人小明「承認」前，處於效力未定的狀態：小明如果承認，則房屋可以合法移轉給老劉；反之，小明如果事後拒絕承認，則可以向老劉請求返還房屋。

且因房屋屬於不動產，從登記資料上就可以得知所有權人應該是小明而不是小美，所以老劉無法主張他是「善意信賴」（舉例而言，某人因為相信地政機關土地登記簿的登記狀況，而購買該土地，此時該人存有「善意信賴」）小美是所有權人而受讓取得房屋。

（二）但若是小美變賣的是小明收藏的古董，因為古董屬於動產，不像不動產一樣有地政機構的公開登記資料可供查詢，則老劉確實有可能相信小美是該古董的所有權人（這也是「善意信賴」的態樣之一），而向小美購買並受讓取得該古董，在這種情形，老劉可以主張自己是「善意信賴」小美為該古董之所有權人，而依民法第九四八條第一項②主張「善意取得」該古董，則無法要求老劉返還。

（三）又如果小美是居於小明配偶的身份，以小明的名義出售房屋給老劉，這在法律上是「代理」行為，但因為小明實際上沒有授權給小美代理，因此小美以小明的名義出售房屋的行為，在法律上是「無權代理」，在小明承認前，依民法第一七〇條第一項③的規定為「效力未定」，即便老劉屬於善意第三人，也沒有辦法主張善意取得。

於結論上，於有處分失智症病友財產的必要時，為避免因無權代理或無權處分而使相關法律行為陷入「效力未定」的狀態，應儘速向法院聲請監護或輔助宣告，再以監護人或輔助人的身分，有權代理失智症病友進行相關法律行為，才是正確的。

①民法第一一八條第一項：「無權利人就權利標的物所為之處分，經有權利人之承認始生效力。」

②民法第九四八條第一項：「以動產所有權，或其他物權之移轉或設定為目的，而善意受讓該動產之占有者，縱其讓與人無讓與之權利，其占有仍受法律之保護。但受讓人明知或因重大過失而不知讓與人無讓與之權利者，不在此限。」

③民法第一七〇條第一項：「無代理權人以代理人之名義所為之法律行為，非經本人承認，對於本人不生效力。」

04 失智症病友於監護或輔助宣告前，如何防止財產遭到侵奪？

對不動產可採行「預告登記」，對金融機構可要求「當事人註記」。（土地法第七十九之一條）

父親近日情緒很不穩定，經常大發脾氣，也神經兮兮地懷疑我們想要侵奪他的財產，並經常出現對於過去事情記憶上的混亂，與醫生朋友討論後，發現這可能是失智症的症狀。

最近父親總嚷嚷著要投資，要跟某些朋友一起集資炒股；或是要將鄉下爺爺留下來的地跟人一起開發，讓我們很擔心。

失智症病友於病症尚未過度惡化時，並非毫無辨識能力，但於各項思考上容易出現紊亂。近年來社會詐騙事件頻傳，而投資型詐騙經常於社會版面上演，失智症病友很容易成為不法分子的目標。

預防這類事件最重要的當然是周遭親友對於失智症病友的照護，但在法院監護宣告前，是否有什麼方式能盡可能預防這類不當的財產侵奪呢？對不動產採行「預告登記」、對金融機構要求「當事人註記」，會是可考慮方式之一。

所謂「預告登記」（土地法第七十九之一條①），由土地的登記名義人（案例父親）出具同意書，向地政機關聲請於土地登記簿上作成限制登記，讓土地登記名義人不得隨意處分該土地。

舉實例而言，例如父母為了子女購屋，但又擔心子女理財不慎，就可能會去辦理「預告登記」，將該房屋預告登記給父母。

在失智症病友的狀況中，如果能夠妥善的辦理預告登記，將會大幅度降低風險，防止失智症病友不動產遭侵奪。

向地政機關申辦預告登記需準備：1.聲請書、2.登記清冊、3.登記名義人身分證明文件及同意書、4.登記名義人的印鑑證明、5.不動產所有權狀、6.請求權人的身份證明文件。

所謂對金融機構的「當事人註記」，是指當事人（例如案例中的父親）向財團法人金融聯合徵信中心進行註記。此時的註記可以分為「當事人自行註記」或「他人註記」。

當事人自行註記多半是註記不再聲請信用卡、現金卡、貸款以避免負債的產生；「第三人註記」原本的用途是註記者（案例家人）將其曾經代替當事人還債或債務協商之類的事情，送聯徵中心讓其他金融機構可以作為參考，避免金融機構因不知財務狀況而一再核貸。辦理註記的目的之一，也是讓失智症病友萬一遭不法分子要求前往金融機構取款，金融機構會特別注意，以防止詐騙發生。

當事人註記的辦理方式，可以透過本人親自前往聯徵中心或郵寄辦理，所需文件包括：1.當事人辦理註記聲請書、2.當事人身分證正反面影本、3.新式戶口名簿影本、4.證明文件影本（健保卡、駕照、護照、居留證其中之一）。對於當事人註記之辦理，聯徵中心不會另行收取費用。

本案例的家人可以考慮事先透過預告登記避免父親隨意過戶土地給他人。

此外，提醒讀者，代失智症病友辦理以上措施時，儘量獲得失智症病友的有效同意，並衡量其他利害關係人之意見，以避免日後爭端。

①土地法第七十九之一條：「聲請保全左列請求權之預告登記，應由請求權人檢附登記名義人之同意書為之：一、關於土地權利移轉或使其消滅之請求權。二、土地權利內容或次序變更之請求權。三、附條件或期限之請求權。前項預告登記未塗銷前，登記名義人就其土地所為之處分，對於所登記之請求權有妨礙者無效。預告登記，對於因徵收、法院判決或強制執行而為新登記，無排除之效力。」

05 失智症病友長時間走失或失蹤該怎麼辦？

聲請法院為死亡宣告，避免法律關係長期懸而未決。

（民法第八條）

父親退休後的興趣就是跟朋友一起在家裡附近的公園下棋、聊天，隨著年紀一日一日的增長，朋友們有的不在了、有的則是搬離了附近。這幾年父親有點狀況，經診斷後可能是失智症。好幾次回到家後找不到人，發現他還在附近的公園遊蕩，這個狀況很令人擔心。

失智症病友走失是令家屬感到頭痛的問題。由於失智症病友的方向感、判斷力及記憶力下降，導致時常獨自出門後找不到回家的路、甚至因為方向錯亂而遠離居住之社區或城市。而走失的失智症病友，又常見因認知功能異常，而有買東西忘記付錢被控竊盜，或因他們判斷力下降不自知，而遭詐騙集團鎖定，成為無力反抗的受害者，造成社會問題。

對於失智症病友走失之風險，現在隨著科技進步，只要使用含有衛星定位器（GPS）功能的輔具①，便可大大降低家屬找不到人的可能性。然而，如果失智症病友不幸走失了，除了盡力四處尋找之外，且應儘速到警局報案，只要走失超過二十四小時，即可向警局報案，並被認定為失蹤人口。

萬一經過長時間都無法尋獲，會有什麼樣法律上的問題呢？其中，應特別注意的，就是在走失時間過長，仍然無法找到該名失智症病友時，於一定法律條件下，可向法院聲請「死亡宣告」。

所謂死亡宣告，並不是被宣告人事實上死亡的意思。而是由於該失蹤人失蹤之期間過長，於法律生活上，為避免其相關權利義務關係（包含法律行為、親屬、繼承關係等）無法確定，因而可聲請法院宣告其於法律上「死亡」，以了結於此之前的財產法及身份法上法律關係。

那麼，失智症病友如果不幸失蹤，聲請死亡宣告的條件有什麼呢？

依民法第八條規定，有三種狀況可以由利害關係人（例如失蹤人的配偶、繼承人、法定代理人等）或檢察官向法院聲請死亡宣告，包括：

一、失蹤人失蹤滿七年。

二、年滿八十歲者，失蹤滿三年。

三、失蹤人遭遇特別災難滿一年（所謂特別災難，指的是例如地震、颱風大雨等天災）。

但應特別說明的是，法院為死亡宣告只有在法律上「推定」死亡之效力，如果失蹤之失智症病友於多年後回來，他可以向法院聲請撤銷死亡宣告，法院對於死亡宣告之撤銷，將有向前溯及至死亡宣告之時的效力，因死亡宣告而變更或消滅的原有財產上或身分上法律關係，將因死亡宣告的撤銷而回復，但若是基於善意行為者則不受影響②。

舉例來說，失蹤人的配偶，在失蹤人受死亡宣告後再婚，那麼不會構成重婚。又例如，失蹤人的繼承人如果在失蹤人受死亡宣告後，將繼承而來的房子賣掉了，賣得的一千萬元只剩下二百萬元，那麼於死亡宣告被撤銷後，繼承人只要向失蹤人返還二百萬即可。這是為了保護這些善意信賴死亡宣告的人所為的設計③。

失智症病友的生活動向需要家人多多關懷，萬一有走失的狀況，也必須儘速通知警察機關。

若長時間走失，雖然對於失蹤之失智症病友的家屬而言，要聲請宣告至親「死亡」是痛苦或者認為觸霉頭的事，但是為了避免長期失蹤的失智症病友，其法律關係處於懸而未決的狀態，應該於符合法定條件時，向法院聲請死亡宣告，以免造成權利義務關係的複雜化。

①例如業者所推出的衛星定位協尋裝置設備、或是相同功能的手環等智慧裝置。

②依家事事件法第一六三條規定：「撤銷死亡宣告的裁定確定前的善意行為不受影響。因宣告死亡取得財產者，如因撤銷死亡宣告的裁定失其權利，僅於現受利益之限度內負歸還財產之責。」此處的「善意行為」通常是該人基於真心信賴死亡宣告之公示外觀為相對應的法律行為。

③需要另外提起民事訴訟，由法院審理做成判決。

06 如果受監護人已控制失智病情或先前遭誤判，如何撤銷監護宣告？

法院依監護人或利害關係人之聲請撤銷之。

（民法第十四條第二項）

阿明的媽媽這一年半來，經常無端與鄰居起衝突，後來被醫師診斷罹患失智症後，阿明更是沒有一天睡過好覺！除了每天護著媽媽不要到處惹事，定期向醫院報到外，還向法院聲請監護宣告獲准當媽媽的監護人。

最近，媽媽看起來似乎真的好多了，那他這個監護人的擔子是否可以放下來了呢？

失智症病情，目前被認定為一旦病程達一定程度後，本即不易有病識感，且病症亦沒有減輕或回復之可能[1]。換言之，一旦確診罹患失智症，病程進展至一定程度後，縱使以藥物控制，目前似乎無減輕或回復的可能性。

然而，個人體質不同，失智症狀有輕有重，精神鑑定也包含主觀判斷因素並無法百分百確診，故不能排除一些較輕微失智症狀回復或鑑定時因其他精神狀態干擾導致誤判之情況。

因此，若失智症病友在失智症初期就被法院裁定監護宣告，事後病友恢復為較有辨識能力能自理事務時，或一開始因其他精神狀態遭誤判的情況，是否有規定能使失智症病友撤銷監護宣告之措施？

依據民法第十四條第一項規定：「對於因精神障礙或其他心智缺陷，致不能為意思表示或受意思表示，或不能辨識其意思表示之效果者，法院得因本人、配偶、四親等內之親屬、最近一年有同居事實之其他親屬、檢察官、主管機關或社會福利機構之聲請，為監護之宣告。」

同法第十四條第二條規定：「受監護之原因消滅時，法院應依前項聲請權人之聲請，撤銷其宣告。」換言之，若要撤銷監護宣告，以「受監護原因消滅」為由，由受監護宣告人（即失智症病友）、其配偶或四親等內之親屬、最近一年有同居事實之其他親屬（例如四親等以外之親屬，但需有同居事實）等人，向法院聲請撤銷監護宣告。

而法院受理撤銷監護宣告之聲請後，因聲請撤銷監護宣告之程序準用聲請監護宣告程序②，因此，法院應就應受監護宣告之人（失智症病友）之精神或心智狀況，訊問鑑定人及應受監護宣告之人，始得為監護之宣告。但有事實足認無訊問之必要者，不在此限。

鑑定應有精神科專科醫師或具精神科經驗之醫師參與並出具書面報告③。而且，在撤銷監護宣告事件，受監護宣告之人（即失智症病友）有程序能力④。但如果失智症病友並無意思能力，則法院應依職權為其選任程序監理人⑤。

本案例中，阿明的母親在向法院聲請撤銷監護宣告期間，很可能會被認定是具有自己處理的程序能力，無庸由其他人代理進行程序。

但若阿明的母親其外觀上被法院認定無意思能力，此時法院仍應依職權為其選任程序監理人。而且，阿明的母親若無法通過精神鑑定，法院可能不會裁定撤銷監護宣告。

①參台灣桃園地方法院刑事一〇八年度易字第三四八號刑事判決。
②參家事事件法第一七二條第二項規定：「第一六六條至第一六八條及第一七〇條第三項之規定，於聲請撤銷監護宣告事件準用之。」
③參家事事件法第一六七條規定。
④參家事事件法第一六五條前段規定。
⑤參家事事件法第一六五條後段規定。

第2章

失智症病友行為

07 失智症病友是否所有行為在法律上都無效？

受監護宣告後的買賣、租賃等「財產行為」無效，但結婚、收養等「身分行為」有可能有效。

（民法第十五條、第七十五條、第一五三條第一項）

小劉因罹患失智症而受監護宣告。某日，小劉意識較為清楚時，前往機車行向老闆表示想購買機車，並決定與交往多年之女友小王結婚，二人一同至戶政事務所登記。

小劉的監護人小陳得知後，勃然大怒，認為小劉不得未經監護人同意，即自行購買機車及與他人結婚，因此宣稱小劉上述行為在法律上都無效……

失智症病友依據民法第十四條受監護宣告後，依據民法第十五條①，即成為無行為能力之人。所謂「行為能力」，是得以獨立的意思表示，為有效法律行為之資格，也就是得以透過行為，發生內心所希望之法律上效果。

舉例而言，小劉想要向商家購買特定的機車，因此即具有「就該機車與商家成立買賣契約」的意思。當小劉向商家表示要購買該部機車時，該要約即為法律行為，依據民法第一五三條第一項②，經商家承諾應買、雙方對於購買特定機車的意思達成一致之後，即有效成立買賣契約。

又，若是由「無行為能力」之受監護人（小劉）購買機車的情形，又會如何呢？假設受監護人希望向商家購買特定機車，雖然將該內心的意思以要約的方式表示於外，但是因為小劉無行為能力，因此該要約於法律上是無效的。此時，縱使商家承諾應買，因為小劉提出要購買的要約本身無效，因此商家無法對無效的要約進行承諾，買賣契約也無法成立。此時，必須由其監護人（小陳）代為向商家表示擬購買機車，才會在受監護人以及商家間成立有效的買賣契約。

但是，受監護人之法律行為，並非一律無效。「法律行為」依其內容，又可進一步區分為「財產行為」（亦即發生財產權利義務變動之行為，例如買賣、租賃等）與「身分行為」（亦即發生身分法上效果為目的之行為，例如結婚、收養等）。就此，司法實務認為：受監護人僅有「財產行為」時，會因無行為能力而一律無效，以保障受監護人，以免因處理不慎而致財產喪失③。

至於受監護人之「身份行為」是否有效，則需要依各該行為之相關規定、以及受監護人行為當下之精神狀況個別判斷，也就是說，縱無行為能力，但只要有意思能力（即對於事物有正常識別之能力，即能預見其行為可能發生如何效果之能力），該身分行為仍為有效。以結婚為例，倘受監護人處於意識清楚狀態，而可以理解結婚之意義及其效果，縱未具有完全行為能力④，仍可以有效地與他人締結婚約。

另一方面，如果是尚未受監護宣告之失智症病友，其所為之法律行為，不一定全部皆為無效，必須回歸民法第七十五條規定，視其行為時是否處於無意識或精神錯亂之狀態（例如處於睡夢中、酒醉中、疾病昏沉中、心神喪失中，而完全喪失意思能力），依個案判斷其效果⑤。

因此，小劉受監護宣告後在法律上屬無行為能力人，購買機車的行為無效。但若小劉答應與他人結婚時於意識清楚，婚約仍可能有效。

①民法第十五條：「受監護宣告之人，無行為能力。」

②民法第一五三條第一項：「當事人互相表示意思一致者，無論其為明示或默示，契約即為成立。」

③司法院六十四台函民字第〇三二八二號：「查無行為能力制度，係以防止無行為能力人之財產散失為目的，僅對財產上之行為有其適用。至於身分上之行為，禁治產人於回復常態有意思能力時，仍得為之。」

④法務部一〇二年五月十五日法律字第一〇一〇〇一九七四四〇號：「按結婚屬身分行為，應以結婚當事人有結婚能力且意思一致為必要，而不必具有完全行為能力。所謂結婚能力，係指當事人能理解結婚之意義及其效果之能力為已足，以有意思能力為已足，不必有行為能力。又身分行為除法律另有規定外，均不得代理。因此，受監護宣告之人於回復常態有意思能力時，仍得自行為結婚之身分行為，而不得由監護人代理聲請辦理結婚登記。」

⑤民法第七十五條：「無行為能力人之意思表示，無效；雖非無行為能力人，而其意思表示，係在無意識或精神錯亂中所為者亦同。」

08 失智症病友能否作成遺囑？

若已受監護宣告，即不能作成遺囑；若僅受輔助宣告，須應經輔助人同意。（民法第十五條之二）

老王育有一子一女阿明與小美，由於老王晚年得女，對小美特別疼愛有加，父女感情也特別好，尤其是老王晚年罹患失智症後，多是由小美細心照料，至於阿明則是早已跟家裡沒有聯繫，對於老王罹病後更是不聞不問。

於老王意識到自己罹患失智症初期，症狀尚未嚴重時也尚未受監護或輔助宣告時，老王聽從朋友的建議，決定好好安排自己死後的財產分配，於是當日預立遺囑將大多數的財產分配給了小美。

在老王過世後，阿明聞訊返家，知道了這份遺囑的存在後大為不滿，主張依立遺囑日來看，當時老王已經罹患失智症，該遺囑應該沒有效力……

關於失智症病友能否以及如何作成遺囑、所作成之遺囑是否有效，是常見的法律爭議。

預立遺囑的目的，是讓被繼承人（失智症病友）能夠在生前，就自己財產於去世後如何分配進行安排，在不違反法定特留分且遺囑為有效的前提下，被繼承人（老王）可以依自己意志為財產的分配與指定。若被繼承人於生前沒有預立遺囑，則將來他的遺產，就會依照民法上法定繼承順位與應繼分進行分配。

關於失智症病友能否作成遺囑？這涉及到法律上有無「遺囑

能力」的問題。

依民法第一一八六條規定，「無行為能力人，不得為遺囑。限制行為能力人，無須經法定代理人之允許，得為遺囑。但未滿十六歲者，不得為遺囑。」由此可知，若失智症病友已經受監護宣告，在法律上成為無行為能力人，就不能作成遺囑。

至於失智症病友若只是受輔助宣告，依法院實務多數見解認為①，作成遺囑之行為往往涉及重大財產的處分行為，應屬於民法第十五條之二第一項第六款所定，應經輔助人同意之事項，否則將使受輔助宣告人（失智症病友）利用作成遺囑之方式，規避輔助人的同意而達成財產處分的效果。

當然，如果輔助人同時也是法定繼承人或是遺囑所指定受遺贈人（阿明或小美）時，此時因為其就遺囑之作成，與受輔助人具有利害關係，則應有選任特別代理人的必要（關於特別代理人，請參第一三八頁）。

那麼，在失智症病友尚未受監護宣告或輔助宣告時，所作成的遺囑效力又是如何呢？這時候，就必須實質上判斷失智症病友於作成遺囑時，是否處於無意識或精神錯亂之情況[2]。

有法院見解認為，失智症病友如果尚未受監護或輔助宣告，他們在意識清楚、對答如流下所作成的遺囑，因為是在具有理解事理的識別能力及意思能力下所為，因此依法具有遺囑能力[3]。

在實務上，對於類似爭議，法院也可能會發函詢問失智症病友就醫的醫院或是照護機構，以瞭解其作成遺囑之時，究竟是否具有識別能力與意思能力，以判斷遺囑是否為失智症病友在有遺囑能力時所作成。

由於遺囑之作成，在法律上有明確的要件規定，且又因失智症病友於作成遺囑時是否具有遺囑能力屢生爭議，建議以公證遺囑④或找律師等專業人士代筆遺囑⑤之方式，較能確保遺囑之效力。

於本案例中，老王是在意識到自己剛罹患失智症時所作成，因為當時尚未受監護或輔助宣告，如果於作成遺囑時並非處於無意識或精神錯亂的情況，則老王是有遺囑能力的，阿明不能單以老王當時已經罹患失智症，作為主張遺囑無效的事由。

①可參考二〇一四年度公證實務研討會法律問題。
②民法第七十五條：「無行為能力人之意思表示，無效；雖非無行為能力人，而其意思表示，係在無意識或精神錯亂中所為者亦同。」

③可參見最高法院一〇一年度台上字第一五四四號、台灣高等法院一〇二年度上易字第九六一號判決。

④民法一一九一條第一項：「公證遺囑，應指定二人以上之見證人，在公證人前口述遺囑意旨，由公證人筆記、宣讀、講解，經遺囑人認可後，記明年、月、日，由公證人、見證人及遺囑人同行簽名，遺囑人不能簽名者，由公證人將其事由記明，使按指印代之。」

⑤民法第一一九四條：「代筆遺囑，由遺囑人指定三人以上之見證人，由遺囑人口述遺囑意旨，使見證人中之一人筆記、宣讀、講解，經遺囑人認可後，記明年、月、日及代筆人之姓名，由見證人全體及遺囑人同行簽名，遺囑人不能簽名者，應按指印代之。」

09 失智症病友被指控偷竊、或性騷擾時應如何處理？

可能因犯罪時之精神狀態不罰或減輕其刑。

（刑法第十九條）

張先生今年六十八歲，被診斷出罹患失智症三年了，最近精神情況越來越壞，除了對外籍看護毛手毛腳外，還常去外面牽走鄰居的摩托車，氣得鄰居揚言要報警。

張太太不是沒有勸過先生，但先生的反應是越來越激烈，幾乎快要對任何勸阻的人暴力相向了，張太太一想到這裡，眉頭就皺得更深了。

失智症病友所患之失智症，並非一夜之間就惡化至最嚴重的程度，而是隨著時間的經過，病症或快或慢的加重，是一種進行性退化的疾病。依據知能障礙之輕重，可分為初期、中期、晚期。

案例中的張先生，可被分類為失智症中期，生活能力繼續下降，對日常生活事物的處理上變得更為困難，對事情和語言的理解力、情緒控制力薄弱，使他更加容易發脾氣，經常會與家人或照護者發生衝突。

若失智症病友，因對事情和語言的理解力、情緒控制力薄弱，做出違反刑法規定的行為（例如：竊盜、性騷擾等），是否仍應受刑法之處罰？依刑法第十九條第一項規定，「行為時因精神障礙或其他心智缺陷，致不能辨識其行為違法或欠缺依其辨識而行為之能力者，不罰。」同法第二項：「行為時因前項之原因，致其辨識行為違法或依其辨識而行為之能力，顯著減低者，得減輕其刑。」

然前述所稱「辨識能力顯著減低者」，並非必然均能減輕其刑，而係依法院判斷是否應當減輕其刑。另外，法官也常以刑法第五十七條規定內容，衡酌犯罪之動機、目的、手段、所得利益、對被害人造成之損害等一切情狀來量刑。

依法院判決案例分析，失智症中期病症所犯之竊盜罪，有法院認定係屬刑法第十九條第一項規定之不罰事由。但若屬失智症初期病症所犯之竊盜罪，則可能有免刑（刑法第五十九條：「犯罪之情狀顯可憫恕，認科以最低度刑仍嫌過重者，得酌量減輕其刑。」）或減輕其刑（刑法第十九條第二項）。

而失智症病友若因犯罪行為被判刑，因刑事處罰係為使行為人（即犯罪人）本身受到制裁，旁人無法代為受罰，故監護人無須連帶負責。

就本案例中，如果張先生於行為時，有確切證據能證明處於精神障礙或其他心智缺陷，致不能辨識其行為違法且欠缺依其辨識而行為之能力者，法院多半會認定欠缺責任能力，屬不罰行為而判無罪；若屬初期失智症病症，觸犯刑法罪責（例如傷害、竊盜等）法院雖然可能判刑，但多半會減輕其刑。

但若失智症病友之暴力行為或影響公眾安全之行為會不斷再犯，則法院可能會在判決無罪同時，要求失智症病友至指定相當處所施以五年以下的監護。

第3章

失智症病友應由誰照顧？

10 確診失智症後，誰有義務照顧失智症病友？

民法第一一一四條、一一一五條及一一一六條之一所規定之扶養義務人。

母親失智症經確診後，開始出現無法自理生活的情況，也時常走失，而父親及兄弟姊妹們卻相互推託照顧責任……

在法律上究竟誰有照顧失智症母親的義務呢？

當一個人不能用自己的財產來維持自己日常生活時，法律規定有特定關係的人（即民法一一一四條所定互負撫養義務之親屬①）須要支付給她／他扶養費用或履行照顧責任，這就是扶養義務。失智症病友因為罹患失智症可能無法維持自己的生活，就是須受扶養的態樣之一。

民法第一一一四條、一一一五條及第一一一六條之一明文規定扶養義務人及其扶養順序，同扶養順位之人，各依其經濟能力，共同分擔扶養義務。按扶養順位排序，失智症病友的照顧義務人為：配偶及直系血親卑親屬（子女）、直系血親尊親屬（父母）、家長、兄弟姊妹、家屬（其同家之人、或雖非親屬，但以永久共同生活為目的而同居一家）、媳婦及女婿、夫妻之父母。

而照顧義務內容繁多，具體來說，即為失智症病友日常生活中基本的食衣住行，例如：給予其足夠營養且易咀嚼的食物、合適的衣物、安全的居家環境等等，並且需要防範其走失或失蹤的情況發生。

另外，上述的照顧義務，不會因有其他監護人或輔助人而改變，亦不因二〇一九年六月十九日民法修正「意定監護」制度而有不同。蓋民法規定的監護、輔助宣告制度之目的，在於避免受監護或輔助宣告人，因精神障礙或心智缺陷，為不利於己的法律行為；而扶養義務人之制度目的，係國家基於保障人民生活所必需支援，兩者之制度目的顯然不同，所以可以併存。

至於，若扶養人未盡民法所規定之扶養義務的話，可能須要負擔刑事責任，若失智症病友已無自行維持生存所必要之能力②，且事實上無其他義務人為扶養、保護③，則不論其財產能否自給，該扶養義務人將可能成立刑法第二九四條之遺棄罪。

本案例中，父親及兄弟姊妹無論是否被選為監護人，依法都負有對母親的撫養義務。

但若受扶養人曾對：負扶養義務人、其配偶或直系血親故意為生理或心理上的虐待，或者是受扶養人對負扶養義務人無正當理由未盡扶養義務（例如：該失智症病友於其子女未成年時，均不聞不問、未曾照料），負扶養義務人得請求法院減輕其扶養義務，若法院認定情節重大，得免除負扶養義務人的照顧義務。

須特別注意的是，法院減輕或免除扶養義務之確定裁判，不溯及既往，故於法院裁判之前，負扶養義務之人仍須對受扶養人盡其扶養照顧之責，否則仍可能須負遺棄罪的刑事責任。

①民法第一一一四條：「左列親屬，互負扶養之義務：一、直系血親相互間。二、夫妻之一方與他方之父母同居者，其相互間。三、兄弟姊妹相互間。四、家長家屬相互間。」

②參照最高法院三十二年上字第一四九七號判例。

③參照最高法院二十三年上字第二二五九號判例。

11 為什麼法院對失智症病友做監護之宣告時，應選定監護人？

什麼是監護人？監護人之法律上義務？

（民法第一〇九八條至一一一一之一條）

母親確診失智症已經一段時日，父親問過了律師後，決定聲請法院作監護宣告。

法院開始審理、審酌由誰來當監護人，我是可能被選定為監護人的人選之一，但是到底法院會怎麼選？監護人到底是什麼？如果我被選任當監護人後我要負什麼義務？這些對我來說都很陌生。

法院在選定監護人時，會考慮受監護人（失智症病友）的利益，也會參考受監護人（母親）的意見，同時注意失智症病友身心、生活、財產、情感狀態、與監護人（案例父親與兒子）之利害關係等等①。此外，未成年人、受監護或輔助宣告、受破產宣告未復權、失蹤之人，皆不得擔任監護人。法院也可以選定數人同時擔任監護人，並指定數人是「共同」或「分別」執行職務。

監護人於其監護權限內是受監護人的法定代理人，也就是說，監護人在其權限中為受監護宣告人做的表示或法律行為（訂定契約、買賣物品、租賃、贈與等）對受監護人發生效力。但若某些情形下，監護人的行為可能會跟受監護人的利益相反（例如同為某人之繼承人、共有土地須分割），法院可以依聲請或依職權選任此事項的特別代理人（見本書第一三八頁）為之②。

監護人（案例父親與兒子）對於受監護人（失智症病友）的財

產管理，依法受到一定限制：在監護開始時，監護人應會同法院指定之人，在兩個月內對受監護人之財產開具清冊陳報法院。在開具財產清冊陳報法院前，監護人對於該等財產只能進行管理上之必要措施③。在監護人開具財產清冊並陳報法院後之執行職務期間，只有為受監護人的利益下才能使用、處分受監護人的財產。如果監護人要為受監護人買或賣不動產、把受監護人居住的房子出租，需要經過法院許可才有效。原則上，監護人也不能用受監護人的財產進行投資④。

此外，受監護人的財產由監護人管理，必要費用也由該等財產中支出。因為有這樣的道德風險，因此監護人也不能受讓（例如受贈）受監護人的財產，法院並可以於必要時命監護人提出相關文件來檢查財產的狀況⑤。另，監護人依法可以請求報酬，這個報酬的具體金額會由法院來審酌。

如果監護人（父親與兒子）死亡、經法院許可辭任、或者在過程中有不得擔任監護人情形時，法院得依聲請或依據職權另行選定適當的監護人（請見第一三三頁）。此時也必須依據法律對受監護人（母親）財產做一定的清查、移交。如果監護人在執行監護職務時，因故意或過失而造成受監護人損害，也有賠償的責任⑥。

需同時提及者，於二〇一九年六月十九日民法修正增訂「意定監護」制度後，由法院選定監護人已經不再是唯一的選擇。對於監護人的擇定，個人可以透過預先訂定契約方式為之，請見第一一〇頁。

綜合以上，父親跟兒子都是被監護人非常親近的親屬，故皆有可能成為監護人，法院會進一步斟酌他們的經濟狀況、照護能力、被監護人的親近程度、是否有與監護人利益相反，進一步判斷審酌。

①民法一一一一之一條：「法院選定監護人時，應依受監護宣告之人之最佳利益，優先考量受監護宣告之人之意見，審酌一切情狀，並注意下列事項：一、受監護宣告之人之身心狀態與生活及財產狀況。二、受監護宣告之人與其配偶、子女或其他共同生活之人間之情感狀況。三、監護人之職業、經歷、意見及其與受監護宣告之人之利害關係。四、法人為監護人時，其事業之種類與內容，法人及其代表人與受監護宣告之人之利害關係。」

②民法第一〇九八條：「監護人於監護權限內，為受監護人之法定代理人。監護人之行為與受監護人之利益相反或依法不得代理時，法院得因監護人、受監護人、主管機關、社會福利機構或其他利害關係人之聲請或依職權，為受監護人選任特別代理人。」

③民法第一〇九九條：「監護開始時，監護人對於受監護人之財產，應依規定會同遺囑指定、當地直轄市、縣（市）政府指派或法院指

定之人，於二個月內開具財產清冊，並陳報法院。前項期間，法院得依監護人之聲請，於必要時延長之。」民法第一〇九九之一條：「於前條之財產清冊開具完成並陳報法院前，監護人對於受監護人之財產，僅得為管理上必要之行為。」

④民法第一一〇一條：「監護人對於受監護人之財產，非為受監護人之利益，不得使用、代為或同意處分。監護人為下列行為，非經法院許可，不生效力：一、代理受監護人購置或處分不動產。二、代理受監護人，就供其居住之建築物或其基地出租、供他人使用或終止租賃。監護人不得以受監護人之財產為投資。但購買公債、國庫券、中央銀行儲蓄券、金融債券、可轉讓定期存單、金融機構承兌匯票或保證商業本票，不在此限。」

⑤民法第一一〇二條：「監護人不得受讓受監護人之財產。」第一一〇三條：「受監護人之財產，由監護人管理。執行監護職務之必要費用，由受監護人之財產負擔。法院於必要時，得命監護人提出監護事務之報告、財產清冊或結算書，檢查監護事務或受監護人之財產狀況。」

⑥民法第一一〇九條：「監護人於執行監護職務時，因故意或過失，致生損害於受監護人者，應負賠償之責。前項賠償請求權，自監護關係消滅之日起，五年間不行使而消滅；如有新監護人者，其期間自新監護人就職之日起算。」

12 法院選定監護人時，應考量因素為何？

會考慮受監護人意見、監護人之職業、經歷、意見及與受監護人之利害關係。（民法第一一一一條之一）

老唐因為失智症受監護宣告，老唐旅居美國的女兒小美表示自願擔任監護人。同一時間，老唐的兒子小華也表示願意擔任監護人，並且表示自己居住在台灣，相較於小美，應該更有時間陪伴父親。就此，小美也表示，自己在美國所領的薪資，比小華在台灣的薪資高上幾倍，以經濟能力而言，自己應比小華更能照顧父親。

不料，有一天小華在整理老唐的房間時，發現一封老唐親筆的手稿，寫道：「若有一日我受監護宣告，本人同意由摯友老江擔任本人的監護人」。

依據民法第一一一一條第一項，法院可以自下列對象中，選定一人或數人擔任監護人：配偶、四親等內之親屬、最近一年有同居事實之其他親屬、主管機關、社會福利機構。

法院就上開對象中選擇監護人時，依據民法第一一一一條之一，應依受監護人（老唐）的最佳利益，並優先考量受監護人的意見。所謂「考量受監護人的意見」，是指在受監護人意識清楚、具判斷能力時，希望由特定人擔任監護人（老江）。

民法第一一一一條之一雖然規定，受監護人的意見法院應「優先」考量，但法院在實際操作時，仍會綜合考量以下因素後，再決定符合受監護人最佳利益的監護人人選：

一、受監護人之身心狀態與生活及財產狀況。

二、受監護人與其配偶、子女或其他共同生活之人間之情感狀況。

三、監護人之職業、經歷、意見及其與受監護人之利害關係。

法院於多數聲請選任監護人的案例中，法院考量與受監護人（老唐）的關係密切程度與情感狀況，多以同住、或有實際照顧事實的親屬作為監護人。不過，如果親屬間有因財產上的利害糾葛、或感情上的不睦，法院亦可能選任親屬以外的第三人作為監護人（老江）。

另外，於評估監護人選的職業、經歷、意見時，通常會依據司法院所訂定之「成年監護訪視調查評估報告統一參考指標及格式」（見一〇九頁的 QR Code），評估監護人人選的「執行監護之能力」（含職業、經歷、經濟狀況、社會及家族支持系統）、「監護計畫可行性」以及「其他特殊記錄或事項」。有時，會先由家事調查官或社工人員依上開參考指標先加以調查並提出建議，法院再進一步審酌評估，最後選出適任的監護人。

最後，若受監護人（老唐）無可擔任監護人的合適親屬，法院亦會選定主管機關（例如：地方縣市政府）或社會福利機構（例如：老人福利基金會、榮民之家等）擔任監護人，不過這種狀況實務上相對少見。

又，依據民法第一一一一之二條，如果受監護人原由特定的法人或機構照顧，則該法人或機構、及其代表人或負責人，或是與該法人或機構存在僱傭、委任或其他類似勞務提供關係契約之人，因為於提供照顧的同時，另有營利的考量，因此與受監護人間有利益衝突，因此民法第一一一一條之二即規定，以上法人、機構或人員不宜擔任監護人。

但是，如果是受監護人之配偶、父母、兒女、手足、女婿、媳婦或岳父母，法律基於就近提供照顧之考量，又例外允許該等人員可以擔任監護人。

就本案例而言，因為小美跟小華都有擔任監護人的意願，法院會進一步的就其客觀條件來確認由誰擔任監護人。小華住得比較近但經濟能力可能較差，小美則是相反，這些都會是法院衡酌考量的因素。

由於現行成年人監護制度，是在本人喪失意思能力才啟動的機制，無法充分符合受監護人意願，因此民法於二〇一九年六月十九日增訂

「意定監護人」規定。

依據該規定，本人得與特定受任人約定，於本人受監護宣告時，受任人允為擔任監護人的契約，該約定應由公證人作成公證書，且上述之意定監護，原則上比民法第一一一一條所定的法定監護優先（有關意定監護更詳細之介紹，請參見第一一〇頁之內容）。

下載：成年監護
訪視調查評估報告
統一參考指標及格式

13 可以自己預先選擇未來的監護人嗎？

意定監護，尊重個人自主意志。

（民法第一一一三之二、三、四、八條）

近年來陸陸續續看到許多中年、老年失智的狀況，到了那個時候監護人就會是失智症病友最重要的守護者。

十多年來我忙著經營自己的生意，雖然有些積蓄，但跟家人的感情卻越來越淡，一兩年也聯繫不到一次。反而是職場上認識的忘年之交小王，除了談得來之外感情也相當深厚，如果有個萬一，希望他能成為我的監護人，我應該怎麼做呢？

二〇一九年六月十九日民法修正，加入了所謂「意定監護」制度。什麼是意定監護呢？就是在本人意思表示能力還健全完整的時候，由本人（案例主角）委任受任人（小王），並簽訂委任契約，如果哪一天因為各種因素而需受監護宣告時，會由該受任人擔任監護人①。

這樣的制度之所以需要存在，主要的原因就是為了重視個人的自主意志、個人的利益、個人的人性尊嚴，也讓有需要的人可以提早做出準備。畢竟若已經到了意思表示能力欠缺或不足的情況時，法院與家人可能對於將受監護人平常的來往關係不甚理解，預先委任將有助於這個情況。

就「意定監護」契約的訂定或者是變動，該份契約都必須在委任人（案例主角）、受任人（小王）都在場的情況下，由公證人做成公證書才有法律效力，公證人做成公證書後必須於七日內書面通知本人住所地的法院。這一份「意定監護契約」將會在委任人在未來的某日受監護宣告時發生效力[2]。

如果委任人跟受任人陸續訂了好幾份「意定監護契約」時該怎麼辦呢？這個時候如果前後的契約有所牴觸，將會以後契約為準，前契約則視為委任人之撤回[3]。

意定監護的受任人（小王），也可以做為向法院聲請監護宣告的聲請人，法院在作成監護之宣告時，如果已經存在著意定監護契約，除非該受任人有明顯不適任或不利本人的情形，否則就應該由該受任人擔任監護人（小王）[4]。若法院作成意定監護宣告前，意定監護契約的雙方都可以隨時撤回契約，於法院作成意定監護宣告後，被監護宣告人（案例主角）得聲請法院終止該契約。

若意定監護人（小王）有顯然不適任的情形，法院得依聲請權人之聲請或者依職權改定監護人。就意定監護人的報酬部分，若原本的意定監護契約已經約定要支付報酬或者無須支付報酬，則依據該意定監護契約支付。如果原本的意定監護契約沒有約定的話，監護人得請求法院酌定報酬。意定監護制度的修法對於適用者而言其實是更加貼心、更加重視個人自主意識的修法。

本案例主角如果希望未來小王能夠成為他的監護人，那麼本案例主角可以先行與小王一起去找公證人訂定「意定監護契約」，由公證人公證後並通知法院，如此一來若本案例主角某日有受監護宣告必要時，就能如願以小王作為監護人。

①民法第一一一三之二條：「稱意定監護者，謂本人與受任人約定，於本人受監護宣告時，受任人允為擔任監護人之契約。前項受任人得為一人或數人；其為數人者，除約定為分別執行職務外，應共同執行職務。」

②民法第一一一三之三條：「意定監護契約之訂立或變更，應由公證人作成公證書始為成立。公證人作成公證書後七日內，以書面通知本人住所地之法院。前項公證，應有本人及受任人在場，向公證人表明其合意，始得為之。意定監護契約於本人受監護宣告時，發生效力。」

③民法第一一一三之八條：「前後意定監護契約有相牴觸者，視為本人撤回前意定監護契約。」

④民法第一一一三之四條：「法院為監護之宣告時，受監護宣告之人已訂有意定監護契約者，應以意定監護契約所定之受任人為監護人，同時指定會同開具財產清冊之人。其意定監護契約已載明會同開具財產清冊之人者，法院應依契約所定者指定之，但意定監護契約未載明會同開具財產清冊之人或所載明之人顯不利本人利益者，法院得依職權指定之。法院為前項監護之宣告時，有事實足認意定監護受任人不利於本人或有顯不適任之情事者，法院得依職權就第一千一百十一條第一項所列之人選定為監護人。」

14 監護人在處理監護事務時，可能碰到怎樣的困難，如何維護並行使權利？

銀行可能拒絕受理監護人提領受監護人之存款。得以「監護信託制度」、「安養照護信託」、「意定監護」因應。

（民法第一一〇三條、第一一一三條）

「錢先生，不好意思，我們還是無法讓您解約。」銀行行員為難地解釋著。

「什麼！補了這麼多資料，來來回回這麼多次，為什麼不能讓我解約？我是法院認證過的，是我爸爸的監護人耶～」錢先生壓抑著幾近要大吼的聲音。

「真的很不好意思，您雖然是您父親的監護人，但這筆定存款項比較大，我們無法判別您提領的用意，所以……」銀行行員為難地繼續解釋著。

如果您正負責照護失智症病友，除了日常照護的學習外，更應該要正視失智症病友存於銀行體系的「錢」是否能提領出來，用以照顧失智症病友？以免要用錢時，只能看著存摺徒呼無奈。

向法院聲請監護宣告後，監護人（錢先生）依民法第一一一三條①準用民法第一一〇三條第一項②規定，不就有權管理被監護人（即失智症病友）之財產嗎？為什麼會出現這樣的問題？

依據一篇網路報導「被高齡失智凍結的資產，今日困住家屬、明日動搖國本」所採訪一名失智症病友之監護人（即該失智症病友之兒子），為了照護費用，向銀行解約該失智症病友之一筆二十萬元定存，遭到銀行拒絕，理由是「無法確認本人意願」。後來在律師與醫師協助與銀行協調下，來回數月才建立作業模式，除活存外，每次監護人要處理失智症病友之財務，均需附上醫師開立的醫療證明，也同時要有一份其他兄弟姊妹的委託證明並經由律師見證③。

我國金融監督管理委員會（下稱金管會）主委顧立雄指出，金管會已向司法院建議，透過兩種方式來推行「監護信託」：

一、由司法院家事廳頒布注意事項，透過此司法院的內部規則，要求法官裁定監護時，需思考信託、專家監護人等步驟。

二、修改「家事事件法」④，由法律來要求法官必須這麼做⑤。

但有專家指出，「監護信託制度」的推行，需要法院的人力做為支撐，無論是負責調查的家事調查官或是負責擬定信託架構的專家監護人，台灣的法院無論人力及人才都不足以支應，目前執行上是有困難的。

是以，在目前法規尚未訂定「監護信託制度」或修正「家事事件法」前，本案例之錢先生也僅能仿照前述網路報導之案例，藉由律師、醫生之協助，與銀行協商出一個雙方可接受之提領、解約模式（例如每次定存解約，都需要提出醫師證明及兄弟姐妹委託證明並經律師見證，但這僅是舉例，每家銀行內部規定不同，無法要求全部的銀行均比照本件方式辦理，應依各自協商條件辦理）。

為避免發生本案例錢先生所遭遇的窘境，失智症病友的照護者或監護人，甚至是已經邁入高齡但未罹患失智症之長者，均應未雨綢繆，盡早規劃財產如何運用，避免陷入上述要用錢卻無法提領的困境。

另外，除了等待政府推行「監護信託制度」外，亦可將財產信託給家族成員、或採取「安養照護信託」（見一五二頁），以及在未罹患失智症或尚不嚴重之前，訂定「意定監護」契約（見一一〇頁）。

①民法第一一一三條規定：「成年人監護，除本節有規定者外，準用關於未成年人監護之規定。」

②民法第一一〇三條第一項規定：「受監護人之財產，由監護人管

理。執行監護職務之必要費用，由受監護人之財產負擔。」

③參吳柏緯撰文，吳逸驊攝影，「被高齡失智凍結的資產，今日困住家屬、明日動搖國本」，報導者，二〇一九年三月六日。網址：https://www.twreporter.org/a/dementia-financial-crisis-trust

④金管會建議修改「家事事件法」內容為「法院作出監護宣告裁定時，可以在親屬監護人之外，再選任一名專家監護人。而法院可以就財產管理、看護與監護事項，對兩個監護人做出指示。」

⑤參記者陳怡慈撰文，「金管會擬引進監護信託制」，經濟日報，二〇一八年十月十八日。網址：https://money.udn.com/money/story/5613/3427905

見註 3 新聞

見註 5 新聞

15 若受監護人已無行為能力，則監護人執行職務時是否仍須尊重、參酌受監護人之意思？

受監護人若於意識清楚下所為之明確意思，仍應受尊重。

（民法第一一一二條）

父親飽受失智症所苦，近年已經大幅度的失去辨識跟記憶能力，日常的需求也很需要他人協助。在求助專業醫師後，我們去法院聲請了監護宣告，由我擔任監護人。

如同法律三申五令的，我必須尊重受監護人的意見，但是事實上真的很困難，因為同一件事他隨時會改變想法，根本就沒辦法判斷。

依據民法第一一一二條：「監護人於執行有關受監護人之生活、護養療治及財產管理之職務時，應尊重受監護人之意思，並考量其身心狀態與生活狀況。」

首先需要討論的是，所謂「受監護人意思」是哪些時候的意思才應該被考量呢？監護人（案例主角）選定後若受監護人（失智症病友）有明確意思，當然應該高度尊重；縱使是監護人選定前，若受監護人已經有表明的意思，當然也須尊重①。

舉例而言，受監護人（失智症病友）若在仍具備相當的辨識能力、意思表示能力時，就已經決定安排自身之生活與醫療養護方式，日後縱使受監護宣告，監護人（案例主角）仍應尊重受監護人（失智症病友）當時之安排以及處置。

實務上曾有過失智症病友為有限公司之董事，於受監護宣告時仍為該公司之董事，另一董事為避免監護人對公司治理認知不足而有礙公司營運，因此，對受監護宣告之裁定，提起抗告。法院認為此時依據民法第一一一二條監護人之職務包括財產管理，且董事不能行使職權時，公司法另有規定②，與由誰擔任監護人無關。

由前述案例可知，受監護宣告人（失智症病友）的想法每一刻都可能變化，且實際上很難舉證說明，所以在法院中，法官也很難判斷認定受監護人於某時刻的想法為何？故本條的適用範圍有侷限性。

再者，實務上亦有監護人（案例主角）聲請法院處分與受監護人（失智症病友）共有土地，法院認為此時監護人（案例主角）應考量受監護人（失智症病友）之身心狀態及生活狀態，且處分受監護人共有部分之所得應專款專用於受監護人的生活照顧及醫療照護，不得隨意挪為他用③。

法院於類似事件中，亦有於判決書內直接諭知應將土地出售所得價金存入受監護人（失智症病友）之特定帳戶，使用於受監護人（失智症病友）之日常生活、照顧、醫療等費用④。

在實務上，被法院認定為「不尊重」受監護人（案例主角）對於其自身生活、護養療治及財產管理的情形，非常稀少。本文推論，可能是因為此類型的事件於事實面上較為隱微且不易發現，但在現實生活中，應該仍頗常見。

如本案例，監護人（案例主角）如果已經在個別事件中能夠得知受監護人（失智症病友）的意願，可考慮留存相關證據，作為日後舉證說明之用。

①本條立法理由：「一、現行條文第一項僅就護養療治受監護人身體而為規定，範圍過狹；且何謂「受監護人之利益」亦欠明確。為貫徹尊重本人意思之立法意旨，爰修正為「監護人於執行有關受監護人之生活、護養療治及財產管理之職務時，應尊重受監護人之意思，並考量其身心狀態與生活狀況。」又本項所稱「受監護人之意思」，包括監護人選定前，受監護人所表明之意思在內，乃屬當然。」

②台灣士林地方法院一〇七年度家聲抗字第三號民事裁定。

③台灣苗栗地方法院一〇六年度監宣字第八十八號民事裁定。

④台灣彰化地方法院一〇七年度監宣字第一一八號民事裁定。

16 監護人得否請求報酬？若是由子女擔任監護人，所得請求之報酬數額是否會受到扶養義務之影響？

法院會依具體個案酌定報酬之金錢額度，子女不因扶養義務而影響其報酬數額。（民法第一一〇四、第一一一三條）

老劉為失智症病友，其子女已向法院聲請監護宣告，並選定其三位子女中的小劉為監護人。老劉目前身體狀況良好，無頻繁就醫之必要；且肢體有活動能力，故無二十四小時看護之必要。

但夜間仍須有人陪伴以因應突發狀況，此外，小劉也須負責其他醫療、照顧、管理財產等事宜。小劉付出許多時間、費用照顧父親老劉，他可以請求監護人報酬嗎？

監護人為受監護人之法定代理人，執行有關受監護人之生活、護養、治療及財產管理之職務（民法第一一一二條）。監護人（小劉）既為受監護人（老劉）處理生活上與財產上事務，自有請求報酬之權利。依民法第一一〇四條規定，監護人（小劉）得請求報酬，其數額由法院按其勞力及受監護人（老劉）之資力酌定之。

實務上法院對於監護人聲請酌定報酬時，通常衡量監護人對於受監護人之生活照料、醫療照護、為受監護人管理財產、處理事務等事宜，視實際付出之勞力、時間及費用之程度，並參酌坊間處理相關事務之行情，最後再考量受監護人之資料，綜合考量後酌定監護人之報酬。

如監護人（小劉）就是受監護人（老劉）之子女，因其本來即對受監護人負有法定扶養義務，則其擔任監護人而對受監護人所為之照顧，是否會被認為是當然責任，因此影響其請求報酬？

依據法院實務判決認為，子女對父母之照顧養護義務，與監護人執行護職務之報酬請求權，屬不同法律關係，因此，縱使監護人為受監護人之子女而負有法定扶養義務，然其於擔任監護人期間，倘有基於執行監護人職務而實際付出之勞力、時間、費用等，仍得依法請求監護人之報酬。

至於請求之數額是否受有影響，依據法院判決看來，並未發現有以監護人負法定扶養義務為由而減少報酬之情形。

本案例中小劉對老劉雖負有扶養義務，但其擔任監護人也實際付出許多辛勞，所以還是可以向法院請求監護人的報酬。

依據目前法院實務，有關監護人聲請法院酌定報酬之案例並不多，在這些案例中，法院斟酌的事項主要監護人之付出程序及受監護人之資力，惟最後裁定金額如何決定，通常並未予以說明，因此，尚難以看出法院酌定報酬之標準。

在有限的案例中，法院所裁定的監護人報酬大概介於每月新台幣一萬元至二萬五千元間，但由於個案情形均不相同，且案例不多，以上報酬金額僅能作為初步參考，具體仍以法院判決為準。

17 監護人如果不適任應如何處理？

法院依監護人或利害關係人聲請改定監護人。

（家事法第一六七條、民法第一〇九四、一一〇六、一一一一、一一一三條）

王先生今年七十二歲，有四個兒子，早在三年前被醫師診斷出失智症後，跟王先生同住的大兒子率先向法院聲請監護宣告，也受法院宣告為王先生之監護人。其他三個弟弟各忙各自生活也無暇兼顧王先生，就同意由大哥當爸爸的監護人。

然最小的弟弟最近在探望爸爸時，發現大哥迷上賭博，常常有賭客在家裡聚賭，而爸爸渾身髒臭地坐在輪椅上，常常對他喊餓，大哥卻都推說爸爸明明已經吃過，是失智病犯了，不必理睬。

弟弟覺得爸爸沒受到應有的照顧，也懷疑大哥挪用爸爸退休金去賭博，想跟其他哥哥商量，看能不能更換監護人？避免爸爸的棺材本都被大哥賭光。

失智症病友在受法院監護宣告前，法院就應受監護人（即失智症病友）之精神或心智狀況，訊問鑑定人及應受監護之人，始得為監護之宣告。但有事實足認無訊問之必要者，不在此限。

鑑定應有精神科專科醫師或具精神科經驗之醫師參與，並出具書面報告①。而法院在選定監護人時，應依受監護人（失智症病友）之最佳利益，優先考量受監護人之意見，審酌一切情狀，並注意下列事項②：

一、受監護宣告之人之身心狀態與生活及財產狀況。

二、受監護宣告之人與其配偶、子女或其他共同生活之人間之情感狀況。

三、監護人之職業、經歷、意見及其與受監護宣告之人之利害關係。

四、法人為監護人時，其事業之種類與內容，法人及其代表人與受監護宣告之人之利害關係。換言之，法院在選任監護人時，仍須綜合考量上述各列事項。

然而，失智症病友之監護人（案例大哥）選定後，可能因為事過境遷，原先選定的監護人因生活改變、職業改變或各種變化情況，導致原先選定之監護人不適合再擔任時，要如何撤換？以保障失智症病友之權益。

依民法第一一〇六條之一第一項規定：「有事實足認監護人

不符受監護人之最佳利益，或有顯不適任之情事者，法院得依前條第一項③聲請權人之聲請，改定適當之監護人，不受第一〇九四條第一項⑤規定之限制。」同法第二項規定：「法院於改定監護人確定前，得先行宣告停止原監護人之監護權，並由當地社會福利主管機關為其監護人。」

換言之，小兒子發現大哥已不適任爸爸的監護人時，可以提出大哥不適任之證據（例如有大哥隨意拿爸爸的財產去賭博的證人），向法院聲請改定監護。法院將依民法④規定，為受監護人之最佳利益，改定其監護人。

①參家事事件法第一六七條規定。

②參民法第一一一一條之一規定。

③參民法第一一〇六條規定：「監護人有下列情形之一，且受監護人無第一〇九四條第一項之監護人者，法院得依受監護人、第一〇九四條第三項聲請權人之聲請或依職權，另行選定適當之監護人：
一、死亡。
二、經法院許可辭任。
三、有第一〇九六條各款情形之一。
法院另行選定監護人確定前，由當地社會福利主管機關為其監護人。」

④參民法第一一一三條規定：「成年人之監護，除本節有規定者外，準用關於未成年人監護之規定。」

⑤參民法第一〇九四條之一規定：「法院選定或改定監護人時，應依受監護人之最佳利益，審酌一切情狀，尤應注意下列事項：
一、受監護人之年齡、性別、意願、健康情形及人格發展需要。
二、監護人之年齡、職業、品行、意願、態度、健康情形、經濟能力、生活狀況及有無犯罪前科紀錄。

三、監護人與受監護人間或受監護人與其他共同生活之人間之情感及利害關係。

四、法人為監護人時，其事業之種類與內容，法人及其代表人與受監護人之利害關係。」

18 已經有監護人，什麼情況還需要再選任特別代理人？

監護人與失智症病友「利益相反」或「依法不得代理」時。

（民法第一〇六、一〇九八、一一一三條、家事事件法第一七六條）

金雄是失智的弟弟銀雄的監護人。某日，二人的父親去世，留下一塊土地做為遺產。金雄為了在這塊土地上建造供自己居住的房屋，於是提起「協議分割」的請求。

在法律上，協議分割還需要徵詢另一繼承人銀雄意見，但金雄卻說，將以銀雄監護人的身分，代替銀雄表示意見。

銀雄的兒子因此提出異議，主張由金雄代替

銀雄進行土地的協議分割，對於銀雄並不公平，沒想到金雄回應：「我是銀雄的監護人，這件事只能由我來處理，其他人沒有資格介入！」

依據民法第一一一三條準用民法第一〇九八條之結果①，監護人（金雄）行使職權時，若發生與受監護人（銀雄）「利益相反」或「依法不得代理」之情形時，法院得因監護人、受監護人、主管機關、社會福利機構或其他利害關係人之聲請或依職權，為受監護人選任特別代理人（以下內容，於輔助宣告人行使職權時也適用）。

所謂「利益相反」之具體例子，常見於同為遺產繼承人之情形，例如上述例子中，監護人金雄與受監護人銀雄為兄弟，共同繼承父親之土地後，打算要協議分割，以取得該土地特定部分的所有權，此時，如果由監護人金雄代替受監護人銀雄進行協議分割，由於受監護人銀雄若分得較多，監護人金雄分得的部分也會隨之較少，雙方即存在「利益相反」。

另，所謂「依法不得代理」之具體例子②，包括代理本人與自己為法律行為（例如：監護人甲代理受監護人乙，與監護人甲自己成立買賣契約）、以及代理第三人與本人為法律行為（例如：監護人甲代理第三人丙，與所代理之受監護人乙成立買賣契約）。

於上開情形，為了避免監護人（金雄）犧牲受監護人（銀雄）之權利以使自己獲利，法律因而容許無利害關係之特別代理人，代替行使監護人職務。

選任特別代理人雖然是由聲請人（銀雄的兒子）所發動，但是法院在決定人選時，未必會全部依照聲請人之請求，而有自由決定之空間。法院通常會考量特別代理人選是否知悉受監護人之身心與財務狀況、與受監護人間是否存在信賴基礎、就所代理之事項是否與受監護人存在利益衝突、是否會盡力維護受監護人權益等，以決定合適之特別代理人

另，依據家事事件法第一七六條第四項準用第一一二條之結果③，特別代理人得向法院聲請酌定報酬。

本案例中，金雄要代替銀雄進行遺產的協議分割，金雄與銀雄之間存在著利益衝突，為了避免金雄因自己利益而犧牲銀雄利益，法院可以依銀雄兒子之聲請，另行選任特別代理人，由特別代理人代替銀雄處理本協議分割。

①民法第一一一三條：「成年人之監護，除本節有規定者外，準用關於未成年人監護之規定。」；民法第一○九八條則是未成年監護選任特別代理人之規定：「監護人於監護權限內，為受監護人之法定代理人。監護人之行為與受監護人之利益相反或依法不得代理時，法院得因監護人、受監護人、主管機關、社會福利機構或其他利害關係人之聲請或依職權，為受監護人選任特別代理人。」

②民法第一○六條：「代理人非經本人之許諾，不得為本人與自己之法律行為，亦不得既為第三人之代理人，而為本人與第三人之法律行為。但其法律行為，係專履行債務者，不在限。」此即「自己代理」及「雙方代理」之禁止，立法目的乃是為了避免利益衝突，防止代理人損害本人利益。

③家事事件法第一七六條第四項：「第一百十一條及第一百十二條之規定，於法院為受監護宣告之人選任特別代理人事件準用之。」；家事事件法第一一二條則規定：「法院得依特別代理人之聲請酌定報酬。其報酬額，應審酌下列事項：一、選任特別代理人之原因。二、特別代理人執行職務之勞力。三、未成年子女及父母之資力。四、未成年子女與特別代理人之關係。前項報酬，除法律另有規定外，由未成年子女負擔。但選任特別代理人之原因係父母所致者，法院得酌量情形命父母負擔全部或一部。」

19 什麼是程序監理人？如何與監護人進行職務分工？

就受監護人的司法程序提供協助，不會取代監護人之職權。（家事事件法第十四條至第十六條、第一六五條第二項）

小鄭日前因失智症，而被認定須受監護宣告。多年來配合治療，以及培養良好生活習慣，病情已逐漸穩定，小鄭因此想向法院聲請撤銷監護宣告。

但是考量自己仍有少數時候會出現意識模糊、無法控制的情形，沒有把握可以獨自完成撤銷監護宣告的聲請程序。且小鄭的監護人小王對法律一竅不通，也不知如何協助進行聲請程序。

請問，現行法律上，小鄭是否有任何可以尋求協助的途徑？

程序監理人是家事事件法於二〇一二年制定時所新增設之制度。依據家事事件法第十六條第二項①，程序監理人的角色，是做為當事人與法院溝通之橋梁，以協助法院迅速、妥適處理家事事件。受監護宣告以及輔助宣告人何時可以選任程序監理人呢？說明如下：

受監護宣告人

受監護宣告人（小鄭）原則上無程序能力，於通常情形下，不具單獨、有效參與法院各種程序之資格。依據家事事件法第十五條第一項第一、二款②，如果受監護宣告人與其監護人（小王）存在利益衝突之可能，或是監護人不能行使代理權或行使代理權有困難，法院即可以依利害關係人之聲請、或依職權自為其選任程序監理人。又，依據家事事件法第一六五條③，受監護宣告人就撤銷自身之監護宣告事件，亦具有程序能力。但如果是基於保護該受監護宣告人之必要，法院仍可為其選任程序監理人。

針對特定的家事事件，受監護宣告人（小鄭）還是具有程序能力，例如：依據家事事件法第十四條第三項④，如果受監護宣告人就自身之身分（離婚事件、認養子女事件）及人身自由（例如：強制住院事件）等事件，可以向法院證明自己具有理解上述家事事件實際發生什麼事的意思能力，則具程序能力。

受輔助宣告人

依據民法第十五之二條⑤，受輔助宣告人（小鄭）只要經輔助宣告人（小王）之同意，即具備程序能力。此時，倘若受輔助宣告人之利益有受保護之必要，法院亦可以依據家事事件法第十五條第一項第三款，為其選定程序監理人。

法院於選任程序監理人時，關於程序監理人之人選，可以依據家事事件法第十六條第一項⑥選任。但是程序監理人應以自然人為限，不得以社福機構團體本身作為程序監理人之人選⑦，且選任時應給予受監護（輔助）宣告人、監護（輔助）宣告人陳述意見之機會⑧。

程序監理人與特別代理人不同之處在於：特別代理人就監護人與受監護人「利益相反」或「依法不得代理」之事務，得取代監護人（小王）之地位行使職權；至於程序監理人並不會取代監護人（小王），而只是就受監護人（小鄭）的司法程序提供協助，監護人本身的職權不會受影響。

於本案例中，小王雖為小鄭的監護人，卻因不熟悉法律而無法協助小鄭進行撤銷監護宣告的程序，此時小王可以向法院聲請由法院另行選任程序監理人，給予小王程序上必要的協助。

①家事事件法第十六條第二項：「程序監理人有為受監理人之利益為一切程序行為之權，並得獨立上訴、抗告或為其他聲明不服。程序監理人之行為與有程序能力人之行為不一致者，以法院認為適當者為準。」

②家事事件法第十五條第一項第一、二款：「處理家事事件有下列各款情形之一者，法院得依利害關係人聲請或依職權選任程序監理人：一、無程序能力人與其法定代理人有利益衝突之虞。二、無程序能力人之法定代理人不能行使代理權，或行使代理權有困難」。

③家事事件法第十四條第三項：「不能獨立以法律行為負義務，而能證明其有意思能力者，除法律別有規定外，就有關其身分及人身自由之事件，亦有程序能力。」

④家事事件法第一六五條：「於聲請監護宣告事件及撤銷監護宣告事

件，應受監護宣告之人及受監護宣告之人有程序能力。如其無意思能力者，法院應依職權為其選任程序監理人。但有事實足認無選任之必要者，不在此限。」

⑤民法第十五之二條第一項第三款：「受輔助宣告之人為下列行為時，應經輔助人同意。但純獲法律上利益，或依其年齡及身分、日常生活所必需者，不在此限：三、為訴訟行為。」

⑥家事事件法第十六條第一項：「法院得就社會福利主管機關、社會福利機構所屬人員，或律師公會、社會工作師公會或其他相類似公會所推薦具有性別平權意識、尊重多元文化，並有處理家事事件相關知識之適當人員，選任為程序監理人。」另，關於程序監理人之酬金，家事事件法第十六條第四項：「法院得依程序監理人聲請，按其職務內容、事件繁簡等一切情況，以裁定酌給酬金，其報酬為程序費用之一部。」；家事事件法第十六條第五項進一步規定：「前項酬金，法院於必要時得定期命當事人或利害關係人預納之。但其預納顯有困難者，得由國庫墊付全部或一部。其由法院依職權選任者，亦得由國庫墊付之。」

⑦司法院少年及家事廳廳少家二字第一〇一〇〇三〇四一三號：「程序監理人應由法院從社會福利主管機關社福機構所屬人員，以及其他相關公會所推薦之人員中選任，協助受監理人與法院溝通，並保護受監理人之利益，故應以自然人為限。」

⑧家事事件法第十五條第四項：「法院為前三項裁定前，應使當事人、法定代理人、被選任人及法院職務上已知之其他利害關係人有陳述意見之機會。但有礙難之情形或恐有害其健康或顯有延滯程序者，不在此限。」

第4章

失智症病友的財產保障

20 如何以信託保障生活的養老照護？什麼是安養信託？

委託受託人管理財產，以支應年長或身心障礙者安養費用，並依信託契約管理財產。（信託法第一條）

老劉被醫生診斷出患有輕微失智症，但其一般生活並無問題。平時，老劉喜歡到家裡附近的銀行坐坐，因為老劉對投資有興趣，出手又不手軟，銀行理專都將老劉奉為上賓，並常招待他去吃飯、喝茶。

老劉對於自己如此受歡迎感到自豪，但家人每到月底就膽戰心驚，不知又會收到銀行寄來什麼對帳單。

失智症病友與其他高齡長者或許多身心障礙者相同，都會面臨必要的財產管理及生活照護之問題。大部分失智症病友家庭通常都擔心，患有失智症的親人沒有能力管理財產，財產會被不法之徒詐騙、侵占。另一方面，也擔心失智症病友未來生活照護所需財產如何確保無虞。

當然，如果親人有時間與專業為失症智病友打理、規畫財產，確保未來經濟需求能被滿足，應該是最佳的選擇。但由親人作為財產管理人，可能會有其他親人不信任、財產分割爭執等問題，且並無足夠專業以防範詐騙處分財產。

因此，以信託方式保障失智症病友之財產，並委託專業機構管理財產之「安養信託」，已逐漸成為社會安養照護的方式之一，目前我國政府亦積極推動中。

「安養信託」是一種信託架構。信託，是指委託人將財產移轉予受託人，由受託人依信託本旨，為受益人之利益或特定之目的，管理或處分信託財產（信託法第一條）。

顧名思義，安養信託是以照顧年長者或身心障礙者之生活為目的，而委託受託人管理財產，以支應其生活、醫療、安養、看護等安養費用，並依信託契約管理財產。透過安養信託之機制，不僅可設立一筆專門款項作為養老金，確保未來經濟需求能被滿足，且因信託財產在法律形式已屬受託人所有，並由其管理，也可避免失智症病友受他人詐騙而處分財產。

對於失智症病友來說，最基本的安養信託架構如下：

由委託人（失智症病友或其親屬）與受託人簽訂安養信託契約，約定失智症病友是受益人，以保障受益人未來生活、安養照護及醫療等為信託目的，將信託財產移轉交付受託人管理及運用，並辦理委託人安養專款給付及調整信託利益給付事宜。

當信託財產移轉予受託人後，失智症病友對於信託財產無管理、處分權限，如此將財產與實質所有人隔離，便是信託得以發揮保護失智症病友財產安全之關鍵。

為鼓勵失智症病友或其他身心障礙者成立安養信託，以保障其未來之生活、安養照護、醫療或其他照顧需求及財產安全，金管會業於二〇一九年督導中華民國信託業商業同業公會完成研訂「身心障礙者安養信託契約範本」。

此一範本為信託業者訂定身心障礙者安養信託契約之最低保障規範，未來安養信託契約對委託人之保障，僅得優於而不得低於該範本。

目前國內各大銀行均已推出安養信託服務，由於以金融機構為受託人，不僅具有管理財產專業，且其商譽亦普遍較受到受託人、受益人信任。

依據二〇一九年五月媒體報導①，二〇一八年國人累積的安養信託財產金額總額近一百七十億元，累計受益人數達一八三八四人，去年新增的信託金額近高達九十一億元，受益人數則新增八五二八人，顯示國人對安養信託之接受逐漸增加。

本案例中家人可以考慮為了保障老劉未來的生活、安養、照護及醫療，可與金融機構簽訂安養信託契約，並將老劉的財產信託給金融機構管理運用並辦理安養款項的給付等事宜。

①經濟日報二〇一九年五月五日報道，https://money.udn.com/money/story/5613/3795354。

見註 1 新聞

21 安養信託的內容可否變更？如何終止信託？

經委託人、受託人及受益人三方之同意而變更，終止須經受益人同意。（信託法第十六、三十六條第三項、四十五條第二項）

家人為了患有失智症老劉的生活照護，將老劉的財產成立安養信託，並與某大金融機關簽訂安養信託契約，約定了各項生活及醫療照護的給付。

但幾年後，老劉的情況的病情愈來愈嚴重，家人也無力照料，須委由專業照護機構照護，但原本的信託契約並無此項給付約定。信託契約，可以變更嗎？

失智症病友或其他身心障礙者成立安養信託之目的，係為保障本人未來生活、安養照護及醫療等之目的，將信託財產交付受託人，由受託人管理及運用信託財產，並辦理委託人安養專款給付、及調整信託利益給付之金額或方式……等事宜。為了確保信託目的之達成及保障受益人之利益，在安養信託成立後，當然不能讓他人任意變更信託契約內容，或終止信託契約。

但安養信託存續期間可能很長，信託期間失智症病友安養照護之需求或計畫如果有改變，又或對信託財產之管理或安排另有規劃，則有必要調整安養信託契約，以切合失智症病友之實際需要。

安養信託契約是對失智症病友未來生活之照養安排及財產保障，也是信託的主要功能，因此，非經受益人（失智症病友）同意，不允許任意變更或終止。有關信託財產之管理方法之變更，依信託法第十五條規定，信託財產之管理方法，得經委託人、受託人及受益人三方之同意而變更。如信託成立後有特別情事發生，致使約定之財產管理方法不符合受益人的利益，而委託人、受託人及受益人三方又無法達成合意時，為了保障受益人的利益，信託法第十六條另外規定，委託人、受益人或受託人均有權聲請法院變更之。

安養信託之受託人，可以是專業經營信託之信託業（主要是銀行業者），也可以是一般自然或法人。受託人處理信託事務，有善良管理人之注意義務及忠實義務，如有違反其義務或其他不適任情事，即有解任、更換之必要。又受託人也有可能因自身因素而辭任或有死亡、解散之情形，此時亦有另覓其他人接續擔任受託人之需要。在有更換受託人需要之情事下，依信託法第三十六條第三項及第四十五條第二項之規定，得依信託契約之約定方式為之，如無約定，應由委託人指定新受託人，如其不能或不為指定，法院得因利害關係人或檢察官之聲請，選任新受託人。

又安養信託契約如經終止，受益人失智症病友之權益馬上受到影響。為了確保安養信託目的及受益人之權益，信託法第三條明文規定，除非信託契約另有保留及約定外，於信託契約成立後，非經受益人同意，不得終止信託契約。至於變更受益人或處分受益人之利益，因影響受益人權益，均須經受益人同意。當然，失智症病友如受監護宣告，信託契約之權利即由監護人代行，如果擔心監護人任意修改或終止信託契約，損害受監護人權利，可以在信託契約約定限制監護人之權限。

本案例中家人如果要變更信託契約來支付老劉接受專業照護機構協助的費用，應該由監護人、受託金融機構共同變更之。

22 安養信託契約範本主要規範內容？

請參「身心障礙者安養信託契約範本」。（信託法第十至十二條）

老劉為了規畫未來生活、安養照護及醫療等養老生活保障，正與銀行協商安養信託事宜，但他對於信託並不太瞭解，到底要如何訂定安養信託契約？

為確保身心障礙者之安養照護，主管機關邀集社福團體、專家學者及信託公會等單位，共同研議訂定「身心障礙者安養信託契約範本」（下稱「信託契約範本」），做為信託業者提供安養信託服務之規範，以保障身心障礙者基本權益。信託契約範本約定之重要內容如下：

安養信託之目的：

安養信託以保障身心障礙者之未來生活、安養照護及醫療為目的，由受託人依照契約約定管理及運用信託財產，並辦理安養專款給付等事宜。

信託財產：

指委託人存入信託專戶之資金，其資金來源包含：交付信託之金錢、生存保險之保險金、因信託財產之管理、運用、滅失、毀損或其他事由所取得之財產權等。

信託財產管理及運用：

信託財產由受託人管理運用，委託人（即身心障礙者，以下同）無決定權。運用範圍除銀行存款外，得投資於經委託人及受益人同意之下列金融商品：（一）國內或國外共同基金。（二）指數股票型基金（ETF）。（三）國內或國外債券。（四）其他委託人指定之投資標的。

信託財產之給付：

委受託人因疾病、事故、支付生前契約費用、購買醫療器材及輔具或其他事由等需提領信託財產者，得檢具健保特約醫療院所或其他相關機構出具之證明文件、單據或其他合理之說明向受託人提出聲請。

財產結算報告書：

受託人應於每季季初十五日前，依信託執行情形及信託財產之狀況，製作信託財產報告書寄送委託人。

剩餘信託財產之歸屬：

信託契約終止時，剩餘信託財產扣除信託費用及稅捐後之餘額，應交付委託人或其繼承人。

安養信託除可保障身心障礙者未來之安養照護外，更因信託財產已移轉予受託人，可完全確保其財產安全。

依信託法第十條至第十二條規定，信託財產獨立於受託人本身的財產，不列入受託人之遺產或破產財團，且除信託前存在於該財產之權利、因處理信託事務所生之權利，或其他法律另有規定者外，任何人不得對其進行強制執行。因此，信託財產受法律上保障僅能依信託契約管理及處分，對身心障礙者十分有保障。

有關安養信託契約範本及受託業者之資訊，民眾如有問題，可向中華民國信託業商業同業公會洽詢，也可至該公會網站參閱（網址：http://www.trust.org.tw/tw）。

中華民國信託業
商業同業公會網站

第5章

其他常見實例問題

Q1

失智者被送進醫院或機構照護之後，如遇到醫療需求或緊急，而監護人不是配偶或子女的時候，應該要優先通知配偶、子女？還是監護人？誰能夠決定失智者的醫療選擇（同意書誰簽）？

A 在實務上，失智者被送進醫院或機構照護之後，如遇到醫療需求或緊急情況時，醫院或照護機構原則上會優先通知其在入院資料上所填寫的緊急聯絡人。

至於失智症病友的醫療選擇權，原則上，同意書應由病人親自簽署，但若失智症病友無法親自簽署時，依醫療法規定得由其法定代理人、配偶、親屬或關係人簽署①。但在情況緊急，而失智者之配偶、親屬或關係人不在現場，亦無法取得失智者本身之同意，為搶救病人性命，依醫療法規定，醫療院所得先為病人進行必要之處理，避免危及失智症病友之安全。

Q2

失智症嚴重時會發生譫妄、躁動，具有攻擊性，此時是否可以無視他的意願拘束其人身自由（例如：使用拘束帶）？

A 對於失智症病友是否因病情而有人身自由拘束情事，目前並無規定專屬之法律規定，但有兩種情形可供參考：

一、如果病友身處於長照機構內，應依長期照顧法第四十四條：「長照機構及其人員應對長照服務使用者予以適當之照顧與保護，不得有遺棄、身心虐待、歧視、傷害、違法限制其人身自由或其他侵害其權益之情事。」長照機構為便於管理，常在定型化契約中要求長照使用者家屬簽署一定期間內之「約束同意書」，須據醫囑才能實施短暫性的約束。

二、精神衛生法中對於嚴重病人設有「緊急安置」之相關規定。針對嚴重病人若有傷害他人或傷害自己之虞，在專科醫師診斷，在有全日住院治療之必要時，若該病人拒絕接受全日住院治療，縣市主管機關得指定精神醫療機構予以強制安置。然而該強制安置亦有五日期限之限制，且必須特別注意該嚴重病人之權利保護，並應盡速進行強制鑑定②。

總之，人身自由為個人非常重要的基本權，對人身自由之限制應謹慎為之。

Q3

受監護宣告或輔助宣告之失智症病友，有無醫療自主權利？醫療選擇是否需要得到本人的同意？

A 目前我國對於病人之醫療自主權利，可以參考兩個範例：

一、依「病人自主權利法」，若病人已「預立醫療決定」，於極重度失智時，醫療機構或醫師得依預立的醫療決定處置或不施行維持生命治療或其他措施之一部或全部③。因此在實務上醫院對於確診輕度失智症的病友或其家屬評估後續照顧的方式，也思考確認失智症病友的意見，或者透過參與醫院「預立醫療照護諮商門診」，由失智症病友及家人與專業醫療機構共同評估是否預立醫療決定，確保失智症病友將來對於自身是否進行相關措施的自主決定權益。

二、依據安寧緩和醫療條例，年滿二十歲以上且具完全行為能力者，可簽署預立「安寧緩和醫療暨維生醫療抉擇意願書」。簽署人若為受監護宣告者，則已無完全行為能力，不適用意願書簽署與健保卡註記。如果失智症病友屬疾病末期時，則依安寧緩和醫療條例第七條規定，可由最近親屬於醫院簽署「不施行心肺復甦術同意書」與「不施行維生醫療同意書」。

Q4

失智者可以活體移植捐贈器官嗎？

A 按人體器官移植條例第八條第一項：「醫院自活體摘取器官施行移植手術，除第二項另有規定外，應符合下列各款規定：

一、捐贈者應為二十歲以上，且有意思能力。

二、經捐贈者於自由意志下出具書面同意，及其最近親屬之書面證明。

三、捐贈者經專業之心理、社會、醫學評估，確認其條件適合，並提經醫院醫學倫理委員會審查通過。

四、受移植者為捐贈者五親等以內之血親或配偶。」

故捐贈者必須處於「有意思能力」之狀態下才能出具該等證明。失智症病友並不必然等於「無意思能力」，失智症病友除非症狀較為嚴重，否則醫療實務上也經常認為失智症病友能夠表達部分意思能力，故亦有進行活體移植捐贈器官之可能性。

Q5

若失智者（受監護人）的財產都全部花費不剩，監護人必須負擔較多撫養費用與照護責任嗎？

A 失智症病友因記憶力、認知能力等各方面功能衰退，依民法第一一〇三條之規定，受監護宣告人的財產，由監護人管理；執行監護職務的必要費用，由受監護宣告人的財產負擔。然而，當失智症病友名下已無財產時，照護費用將由誰支出？原則上，監護人僅需於失智症病友之財產額度內，負擔執行監護職務之費用；額外支出之照護費用，並可向依法令負有扶養義務人請求給付。

值得注意的是，當監護人同時亦為扶養義務人時，依民法規定，仍負有扶養照顧之義務。

當受監護人除了監護人外仍有其他扶養義務人時，應結合扶養義務之所有義務人共同分擔。若扶養義務人之間達成協議，為失智症病友墊付之扶養費用，即可對未支付費用之其他扶養義務人請求④。

Q6 雇主可否以員工患有失智症為由解雇員工？

A 依據勞基法第十一條第五款規定，如果員工有「確實不能勝任工作」之情形，雇主即得依法資遣。然而，如果員工罹患失智症，因而影響其工作表現，雇主未必可以依該規定直接資遣。這是因為法院在認定所謂「確實不能勝任工作」時，往往採相當嚴格之標準，必須要員工工作表現惡劣，並持續一段期間，且該情形無從藉由輔導或調職改善，才會構成。換言之，如果失智症病友病情尚未達嚴重程度，於一般情形仍神智清楚，而仍可從事較簡單之工作，雇主即有透過調職以迴避之空間，而依法不得直接進行資遣。

另一方面，如果失智症病友之病情，已經嚴重達到被鑑定為身心障礙之程度，且不堪勝任工作，則雇主可以依據勞基法第五十四條第一項規定，強制其退休，並須依法發放退休金。

Q7

失智症病友於應徵工作時，依法是否須主動揭露罹患失智症之事實？

A 依據就業服務法第五條第二項第二款，雇主招募或僱用員工，不得有下列情事：「違反求職人或員工之意思，留置其國民身分證、工作憑證或其他證明文件，或要求提供非屬就業所需之隱私資料。」所謂「隱私資料」之內容，依據就業服務法施行細則第一條之一，包括醫療測試等生理資訊，失智症之病情即屬該隱私資料之類別。因此，原則上雇主確實不能要求求職者主動揭露是否罹患失智症之病情。

然而，如果求職者是否患有失智症，攸關其錄用後是否能順利進行工作，甚至該工作之進行與公共利益有關（例如金融業、運輸業等），此時，因為雇主具有經濟上之需求及維護公共利益之考量，即可例外要求求職者揭露失智症之病情⑤。

於此應揭露病情之場合，倘若求職者隱瞞而順利錄取，日後有對雇主營運造成損害的可能時，雇主即可依勞基法第十二條第一項第一款規定，予以解雇。若進一步造成雇主之具體損害，雇主得依民法第一八四條規定向該勞工請求損害賠償。

①醫療法第六十三條：「醫療機構實施手術，應向病人或其法定代理人、配偶、親屬或關係人說明手術原因、手術成功率或可能發生之併發症及危險，並經其同意，簽具手術同意書及麻醉同意書，始得為之。但情況緊急者，不在此限。

前項同意書之簽具，病人為未成年人或無法親自簽具者，得由其法定代理人、配偶、親屬或關係人簽具。

第一項手術同意書及麻醉同意書格式，由中央主管機關定之。」

醫療法第六十四條：「醫療機構實施中央主管機關規定之侵入性檢查或治療，應向病人或其法定代理人、配偶、親屬或關係人說明，並經其同意，簽具同意書後，始得為之。但情況緊急者，不在此限。

前項同意書之簽具，病人為未成年人或無法親自簽具者，得由其法定代理人、配偶、親屬或關係人簽具。」

②請參精神衛生法第四十一條、四十二條。

③病人自主權利法第十四條第一項：「病人符合下列臨床條件之一，且有預立醫療決定者，醫療機構或醫師得依其預立醫療決定終止、撤除或不施行維持生命治療或人工營養及流體餵養之全部或一部：一、末期病人。二、處於不可逆轉之昏迷狀況。三、永久植物人狀態。四、極重度失智。五、其他經中央主管機關公告之病人疾病狀況或痛苦難以忍受、疾病無法治癒且依當時醫療水準無其他合適解決方法之情形。」

病人自主權利法第八條：「具完全行為能力之人，得為預立醫療決定，並得隨時以書面撤回或變更之。」

④台灣台中地方法院一〇七年度家聲抗字第五十四號裁定：「對於一定親屬間之扶養方法，究採扶養義務人迎養扶養權利人，或由扶養義務人給與一定金錢或生活資料予扶養權利人，或依其他之扶養方法為之？應由當事人協議定之，以切合實際上之需要，並維持親屬間之和諧；若當事人就是否以扶養費之給付為扶養之方法不能協議者，則仍應回歸依該條本文規定，由親屬會議定之，或依民法第一一三二條、第一一三七條規定暨最高法院日四十五年台上字第三四六號判例意旨為之，尚不得逕向法院請求給付扶養費（最高法院二十六年鄂上字第四〇一號判例參照）。必於當事人已協議以扶養費之給付為扶養之方法，而僅對扶養費給付金額之高低或其給付之方法，不能達成協議時，始可依該條但書之規定，逕向管轄法院聲請以家事非訟程序裁定之（最高法院一〇一年度台簡抗字第五十號、一〇七年度台簡抗字第一四〇號民事裁定意旨參照）」

⑤就業服務法施行細則第一之一條第二項：「雇主要求求職人或員工提供隱私資料，應尊重當事人之權益，不得逾越基於經濟上需求或維護公共利益等特定目的之必要範圍，並應與目的間具有正當合理之關聯。」

【附論】

「監護制度支援信託」是什麼？

本書中提到了失智症病友可能會遭遇到的法律問題，也同時說明現行制度上可能的預先安排方式，為了保護失智症病友的權利，立法機關也應進一步思考怎樣的制度能夠有更好的效果。

如先前提到，安養信託可保障老年人或失智症病友財產安全，並發揮安養與照顧的功能，目前各大銀行在金管會的推動下，已陸續推出安養信託服務。而據新聞報導，金管會更參考日本「監護支援信託」，建議司法院推動「成年監護制度支援信託」，並參考信託公會研議的「家事事件法」修法建議，藉透過選定專家監護人來協助法院評估建立信託架構，提供高齡者更完善的生活及財產保障。

為什麼法律上已經有監護宣告與輔助宣告制度，卻還有推行「監護制度支援信託」的必要呢？主要的原因在於，現在法院選任的監護人絕大多數為本人的親屬，不見得具備財產管理的專業，也不見得熟悉相關法律規範，甚至擅自將受監護人財產挪為己用的情形更是時有所聞，此時，雖法院依法為監護人或輔助人的監督機關，二者對法院負有一定報告義務，但其實法院不可能深入個案並即時進行適當的處理，因此日本法院與信託協會合作，於二〇一二年間創設了「監護支援信託」（日語：後見制度支援信託）。

所謂監護制度支援信託，顧名思義是作為監護制度的配套措施，將財產管理獨立於監護外，將較大額財產設定信託，由專業的信託銀行處理，至於監護人則負責日常生活的小額財產事務之管理，如此除可減輕監護人的負擔之外，也可以防止監護人濫權處分本人的財產①。

這套制度實際運作之方式，舉簡單事例說明：失智症病友有一千萬元資產以及一棟房產，並已由法院為監護宣告，此時，日本的法院會指派一位專家監護員對於如何進行信託，並具體評估交付信託後，每月可以支付多少錢。

例如，將其中九百萬元交付信託後，將一百萬元作為支付安養機構長年合約之費用，並以房屋出租所得，作為每月生活費用。於財產規劃完成後，專家監護員將報告法院，法院於確認後則指派專家監護員與信託機構簽約，簽約完成後，再選任當事人的親屬作為監護人。

如此監護與財產管理分離的制度下，將使受監護人的財產受到專業管理，且確保其財產可以作為照護其往後生活日常所需之用，也省去了監護人為了管理財產而產生可能的紛爭（如手足間意見不一致等）以及法律上、銀行程序的繁瑣，值得台灣借鏡。

①參黃詩淳、吳英傑《監護制度支援信託之研究：以受託人義務及監督方式為中心》。

【附錄】

本書案例所提到的法律條文及相關資料

民法

1 第八條：「失蹤人失蹤滿七年後，法院得因利害關係人或檢察官之聲請，為死亡之宣告。失蹤人為八十歲以上者，得於失蹤滿三年後，為死亡之宣告。失蹤人為遭遇特別災難者，得於特別災難終了滿一年後，為死亡之宣告。」……（第五則）

2 第十四條第一項：「對於因精神障礙或其他心智缺陷，致不能為意思表示或受意思表示，或不能辨識其意思表示之效果者，法院得因本人、配偶、四親等內之親屬、最近一年有同居事實之其他親屬、檢察官、主管機關或社會福利機構之聲請，為監護之宣告。」

第十五之一條第一項：「對於因精神障礙或其他心智缺陷，致其為意思表示或受意思表示，或辨識其意思表示效果之能力，顯有不足者，法院得因本人、配偶、四親等內之親屬、最近一年有同居事實之其他親屬、

檢察官、主管機關或社會福利機構之聲請，為輔助之宣告。」（第一、六、七則）

3 第十四條第二項：「受監護之原因消滅時，法院應依前項聲請權人之聲請，撤銷其宣告。」……（第六則）

4 第十五條：「受監護宣告之人，無行為能力。」……（第七則）

5 第十五之二條：「受輔助宣告之人為下列行為時，應經輔助人同意。但純獲法律上利益，或依其年齡及身分、日常生活所必需者，不在此限：一、為獨資、合夥營業或為法人之負責人。二、為消費借貸、消費寄託、保證、贈與或信託。三、為訴訟行為。四、為和解、調解、調處或簽訂仲裁契約。五、為不動產、船舶、航空器、汽車或其他重要財產之處分、設定負擔、買賣、租賃或借貸。六、為遺產分割、遺贈、拋棄繼承權或其他相關權利。七、法院依前條聲請權人或輔助人之聲請，所指定之其他行為。第七十八條至第八十三條規定，於未依前項規定得輔助人同意之情形，準用之。第八十五條規定，於輔助人同意受輔助宣告之人為第一項第一款行為時，準用之。第一項所列應經同意之行為，無損害受輔

助宣告之人利益之虞，而輔助人仍不為同意時，受輔助宣告之人得逕行聲請法院許可後為之。」……………………（第八則）

6 第七十五條：「無行為能力人之意思表示，無效；雖非無行為能力人，而其意思表示，係在無意識或精神錯亂中所為者亦同。」（第七、八則）

7 第一〇六條：「代理人非經本人之許諾，不得為本人與自己之法律行為，亦不得既為第三人之代理人，而為本人與第三人之法律行為。但其法律行為，係專履行債務者，不在此限。」……………（第十八則）

8 第一一八條第一項：「無權利人就權利標的物所為之處分，經有權利人之承認始生效力。」……………………（第三則）

9 第一五三條第一項：「當事人互相表示意思一致者，無論其為明示或默示，契約即為成立。」……………………（第七則）

10 第一七〇條第一項：「無代理權人以代理人之名義所為之法律行為，非經本人承認，對於本人不生效力。」……………………（第三則）

11 第一七九條：「無法律上之原因而受利益，致他人受損害者，應返還其

利益。雖有法律上之原因，而其後已不存在者，亦同。」‧（常見實例問題Q5）

12 第一八七條：「無行為能力人或限制行為能力人，不法侵害他人之權利者，以行為時有識別能力為限，與其法定代理人連帶負損害賠償責任。行為時無識別能力者，由其法定代理人負損害賠償責任。前項情形，法定代理人如其監督並未疏懈，或縱加以相當之監督，而仍不免發生損害者，不負賠償責任。如不能依前二項規定受損害賠償時，法院因被害人之聲請，得斟酌行為人及其法定代理人與被害人之經濟狀況，令行為人或其法定代理人為全部或一部之損害賠償。前項規定，於其他之人，在無意識或精神錯亂中所為之行為致第三人受損害時，準用之。」（第九則）

13 第九四八條第一項：「以動產所有權，或其他物權之移轉或設定為目的，而善意受讓該動產之占有者，縱其讓與人無讓與之權利，其占有仍受法律之保護。但受讓人明知或因重大過失而不知讓與人無讓與之權利者，不在此限。」……………………………………（第三則）

14 第一〇九四條之一：「法院選定或改定監護人時，應依受監護人之最佳利益，審酌一切情狀，尤應注意下列事項：一、受監護人之年齡、性別、意願、健康情形及人格發展需要。二、監護人之年齡、職業、品行、意願、態度、健康情形、經濟能力、生活狀況及有無犯罪前科紀錄。三、監護人與受監護人間或受監護人與其他共同生活之人間之情感及利害關係。四、法人為監護人時，其事業之種類與內容，法人及其代表人與受監護人之利害關係。」……………………（第十七則）

15 第一〇九八條：「監護人於監護權限內，為受監護人之法定代理人。監護人之行為與受監護人之利益相反或依法不得代理時，法院得因監護人、受監護人、主管機關、社會福利機構或其他利害關係人之聲請或依職權，為受監護人選任特別代理人。」……………………（第十一、十八則）

16 第一〇九九條：「監護開始時，監護人對於受監護人之財產，應依規定會同遺囑指定、當地直轄市、縣（市）政府指派或法院指定之人，於二個月內開具財產清冊，並陳報法院。前項期間，法院得依監護人之聲請，於必要時延長之。」民法第一〇九九之一條：「於前條之財產清冊開具完成並陳報法院前，監護人對於受監護人之財產，僅得為管理上必要之

行為。」……………………………………………………………（第十一則）

17 第一一〇一條：「監護人對於受監護人之財產，非為受監護人之利益，不得使用、代為或同意處分。監護人為下列行為，非經法院許可，不生效力：一、代理受監護人購置或處分不動產。二、代理受監護人，就供其居住之建築物或其基地出租、供他人使用或終止租賃。監護人不得以受監護人之財產為投資。但購買公債、國庫券、中央銀行儲蓄券、金融債券、可轉讓定期存單、金融機構承兌匯票或保證商業本票，不在此限。」…………………………………………………（第十一則）

18 第一一〇二條：「監護人不得受讓受監護人之財產。」……（第十一則）

19 第一一〇三條：「受監護人之財產，由監護人管理。執行監護職務之必要費用，由受監護人之財產負擔。法院於必要時，得命監護人提出監護事務之報告、財產清冊或結算書，檢查監護事務或受監護人之財產狀況。」……………………（第十一、十四則與常見實例問題Q5）

20 第一一〇四條：「監護人得請求報酬，其數額由法院按其勞力及受監護人之資力酌定之。」……………………………………（第十六則）

21 第一一〇六條：「監護人有下列情形之一，且受監護人無第一〇九四條之」項之監護人者，法院得依受監護人、第一〇九四條第三項聲請權人之聲請或依職權，另行選定適當之監護人：一、死亡。二、經法院許可辭任。三、有第一〇九六條各款情形之一。法院另行選定監護人確定前，由當地社會福利主管機關為其監護人。」……………（第十七則）

22 第一一〇六條之一：「有事實足認監護人不符受監護人之最佳利益，或有顯不適任之情事者，法院得依前條第一項聲請權人之聲請，改定適當之監護人，不受第一〇九四條第一項規定之限制。法院於改定監護人確定前，得先行宣告停止原監護人之監護權，並由當地社會福利主管機關為其監護人。」……………（第十七則）

23 第一一〇九條：「監護人於執行監護職務時，因故意或過失，致生損害於受監護人者，應負賠償之責。前項賠償請求權，自監護關係消滅之日起，五年間不行使而消滅；如有新監護人者，其期間自新監護人就職之日起算。」……………………（第十一則）

24 第一一一一條第一項：「法院為監護之宣告時，應依職權就配偶、四親等內之親屬、最近一年有同居事實之其他親屬、主管機關、社會福利機

構或其他適當之人選定一人或數人為監護人，並同時指定會同開具財產清冊之人。」……………………………（第十二則）

25 第一一一一之一條：「法院選定監護人時，應依受監護宣告之人之最佳利益，優先考量受監護宣告之人之意見，審酌一切情狀，並注意下列事項：一、受監護宣告之人之身心狀態與生活及財產狀況。二、受監護宣告之人與其配偶、子女或其他共同生活之人間之情感狀況。三、監護人之職業、經歷、意見及其與受監護宣告之人之利害關係。四、法人為監護人時，其事業之種類與內容，法人及其代表人與受監護宣告之人之利害關係。」………………………（第十一、十二則）

26 第一一一一之二條：「照護受監護宣告之人之法人或機構及其代表人、負責人，或與該法人或機構有僱傭、委任或其他類似關係之人，不得為該受監護宣告之人之監護人。但為該受監護宣告之人之配偶、四親等內之血親或二親等內之姻親者，不在此限。」………………（第十二則）

27 第一一一二條：「監護人於執行有關受監護人之生活、護養療治及財產管理之職務時，應尊重受監護人之意思，並考量其身心狀態與生活狀況。」………………………………………（第十五、十六則）

28 第一一一三條：「成年人之監護，除本節有規定者外，準用關於未成年人監護之規定。」……………………（第十四、十七、十八則）

29 第一一一三之二條：「稱意定監護者，謂本人與受任人約定，於本人受監護宣告時，受任人允為擔任監護人之契約。前項受任人得為一人或數人；其為數人者，除約定為分別執行職務外，應共同執行職務。」……（第十三則）

30 第一一一三之三條：「意定監護契約之訂立或變更，應由公證人作成公證書始為成立。公證人作成公證書後七日內，以書面通知本人住所地之法院。前項公證，應有本人及受任人在場，向公證人表明其合意，始得為之。意定監護契約於本人受監護宣告時，發生效力。」．（第十三則）

31 第一一一三之四條：「法院為監護之宣告時，受監護宣告之人已訂有意定監護契約者，應以意定監護契約所定之受任人為監護人，同時指定會同開具財產清冊之人。其意定監護契約已載明會同開具財產清冊之人者，法院應依契約所定者指定之，但意定監護契約未載明會同開具財產清冊之人或所載明之人顯不利本人利益者，法院得依職權指定之。法院為前項監護之宣告時，有事實足認意定監護受任人不利於本人或有顯不適任

之情事者，法院得依職權就第一千一百十一條第一項所列之人選定為監護人。」……………………………………（第十三則）

32 第一一一三之八條：「前後意定監護契約有相牴觸者，視為本人撤回前意定契約。公證人作成公證書後七日內，以書面通知本人住所地之法院。前項公證，應有本人及受任人在場，向公證人表明其合意，始得為之。意定監護契約於本人受監護宣告時，發生效力。」………（第十三則）

33 第一一一四條：「左列親屬，互負扶養之義務：一、直系血親相互間。二、夫妻之一方與他方之父母同居者，其相互間。三、兄弟姊妹相互間。四、家長家屬相互間。」………………（第十則、常見實例問題Q5）

34 第一一一五條：「負扶養義務者有數人時，應依左列順序定其履行義務之人：一、直系血親卑親屬。二、直系血親尊親屬。三、家長。四、兄弟姊妹。五、家屬。六、子婦、女婿。七、夫妻之父母。同係直系尊親屬或直系卑親屬者，以親等近者為先。負扶養義務者有數人而其親等同一時，應各依其經濟能力，分擔義務。」………………（第十則、常見實例問題Q5）

35 第一一一六條之一：「夫妻互負扶養之義務，其負扶養義務之順序與直系血親卑親屬同，其受扶養權利之順序與直系血親尊親屬同。」（第十則）

36 第一一一八條之一：「受扶養權利者有下列情形之一，由負扶養義務者負擔扶養義務顯失公平，負扶養義務者得請求法院減輕其扶養義務：一、對負扶養義務者、其配偶或直系血親故意為虐待、重大侮辱或其他身體、精神上之不法侵害行為。二、對負扶養義務者無正當理由未盡扶養義務。受扶養權利者對負扶養義務者有前項各款行為之一，且情節重大者，法院得免除其扶養義務。前二項規定，受扶養權利者為負扶養義務者之未成年直系血親卑親屬者，不適用之。」……………………（第十六則）

37 第一一二〇條：「扶養之方法，由當事人協議定之；不能協議時，由親屬會議定之。但扶養費之給付，當事人不能協議時，由法院定之。」（常見實例問題Q5）

38 第一一八六條：「無行為能力人，不得為遺囑。限制行為能力人，無須經法定代理人之允許，得為遺囑。但未滿十六歲者，不得為遺囑。」（第

八則）

39 第一一九一條第一項：「公證遺囑，應指定二人以上之見證人，在公證人前口述遺囑意旨，由公證人筆記、宣讀、講解，經遺囑人認可後，記明年、月、日，由公證人、見證人及遺囑人同行簽名，遺囑人不能簽名者，由公證人將其事由記明，使按指印代之。」……（第八則）

40 第一一九四條：「代筆遺囑，由遺囑人指定三人以上之見證人，由遺囑人口述遺囑意旨，使見證人中之一人筆記、宣讀、講解，經遺囑人認可後，記明年、月、日及代筆人之姓名，由見證人全體及遺囑人同行簽名，遺囑人不能簽名者，應按指印代之。」……（第八則）

家事事件法

1 第十四條第三項：「不能獨立以法律行為負義務，而能證明其有意思能力者，除法律別有規定外，就有關其身分及人身自由之事件，亦有程序能力。」……（第十九則）

2 第十五條第一項第一、二款：「處理家事事件有下列各款情形之一者，法院得依利害關係人聲請或依職權選任程序監理人：一、無程序能力人與其法定代理人有利益衝突之虞。二、無程序能力人之法定代理人不能行使代理權，或行使代理權有困難」。……（第十九則）

3 第十五條第四項：「法院為前三項裁定前，應使當事人、法定代理人、被選任人及法院職務上已知之其他利害關係人有陳述意見之機會。但有礙難之情形或恐有害其健康或顯有延滯程序者，不在此限。」（第十九則）

4 第十六條第一項：「法院得就社會福利主管機關、社會福利機構所屬人員，或律師公會、社會工作師公會或其他相類似公會所推薦具有性別平權意識、尊重多元文化，並有處理家事事件相關知識之適當人員，選任為程序監理人。」……（第十九則）

5 第十六條第二項：「程序監理人有為受監理人之利益為一切程序行為之權，並得獨立上訴、抗告或為其他聲明不服。程序監理人之行為與有程序能力人之行為不一致者，以法院認為適當者為準。」……（第十九則）

6 第十六條第四項：「法院得依程序監理人聲請，按其職務內容、事件繁簡等

一切情況，以裁定酌給酬金，其報酬為程序費用之一部。」：（第十九則）

7 第十六條第五項：「前項酬金，法院於必要時得定期命當事人或利害關係人預納之。但其預納顯有困難者，得由國庫墊付全部或一部。其由法院依職權選任者，亦得由國庫墊付之。」……………（第十九則）

8 第一一二條：「法院得依特別代理人之聲請酌定報酬。其報酬額，應審酌下列事項：一、選任特別代理人之原因。二、特別代理人執行職務之勞力。三、未成年子女及父母之資力。四、未成年子女與特別代理人之關係。前項報酬，除法律另有規定外，由未成年子女負擔。但選任特別代理人之原因係父母所致者，法院得酌量情形命父母負擔全部或一部。」……………………………………………………………（第十八則）

9 第一六三條：「撤銷或變更宣告死亡裁定之裁定，不問對於何人均有效力。但裁定確定前之善意行為，不受影響。因宣告死亡取得財產者，如因前項裁定失其權利，僅於現受利益之限度內，負歸還財產之責。第一百五十九條第二項及第三項之規定，於第一項裁定準用之。」………（第五則）

10 第一六四條：「下列監護宣告事件，專屬應受監護宣告之人或受監護宣告之人住所地或居所地法院管轄；無住所或居所者，得由法院認為適當之所在地法院管轄：一、關於聲請監護宣告事件。……前項事件有理由時，程序費用由受監護宣告之人負擔。」……………………（第二則）

11 第一六五條：「於聲請監護宣告事件及撤銷監護宣告事件，應受監護宣告之人及受監護宣告之人有程序能力。如其無意思能力者，法院應依職權為其選任程序監理人。但有事實足認無選任之必要者，不在此限。」（第六、十九則）

12 第一六七條：「法院應於鑑定人前，就應受監護宣告之人之精神或心智狀況，訊問鑑定人及應受監護宣告之人，始得為監護之宣告。但有事實足認無訊問之必要者，不在此限。鑑定應有精神科專科醫師或具精神科經驗之醫師參與並出具書面報告。」……………………（第六則）

13 第一七二條第二項：「第一六六條至第一六八條及第一七〇條第三項之規定，於聲請撤銷監護宣告事件準用之。」……………………（第六則）

14 第一七六條第四項：「第一百一十一條及第一百一十二條之規定，於法

院為受監護宣告之人選任特別代理人事件準用之。」……（第十八則）

家事事件審理細則

1 第一四七條：「民法第一千〇二〇條前段所定扶養方法事件，應由當事人協議定之；不能協議者，由親屬會議定之。親屬會議不能召開或召開有困難時，由有召集權之人聲請法院處理之。當事人逕向法院聲請者，法院應以裁定駁回之。」……………………………（常見實例問題Q5）

刑法

1 第十九條第一項：「行為時因精神障礙或其他心智缺陷，致不能辨識其行為違法或欠缺依其辨識而行為之能力者，不罰。」………（第九則）

2 第十九條第二項：「行為時因前項之原因，致其辨識行為違法或依其辨識而行為之能力，顯著減低者，得減輕其刑。」………（第九則）

3 第五十七條：「科刑時應以行為人之責任為基礎，並審酌一切情狀，尤應注意下列事項，為科刑輕重之標準：一、犯罪之動機、目的。二、犯罪時所受之刺激。三、犯罪之手段。四、犯罪行為人之生活狀況。五、犯罪行為人之品行。六、犯罪行為人之智識程度。七、犯罪行為人與被害人之關係。八、犯罪行為人違反義務之程度。九、犯罪所生之危險或損害。十、犯罪後之態度。」……………………（第九則）

4 第五十九條：「犯罪之情狀顯可憫恕，認科以最低度刑仍嫌過重者，得酌量減輕其刑。」……………………………………（第九則）

5 第二九四條：「對於無自救力之人，依法令或契約應扶助、養育或保護而遺棄之，或不為其生存所必要之扶助、養育或保護者，處六月以上、五年以下有期徒刑。因而致人於死者，處無期徒刑或七年以上有期徒刑；致重傷者，處三年以上十年以下有期徒刑。」…………………（第十則）

6 第三二〇條第一項：「意圖為自己或第三人不法之所有，而竊取他人之動產者，為竊盜罪，處五年以下有期徒刑、拘役或五百元以下罰金。」（第九則）

土地法

1 第七十九之一條：「聲請保全左列請求權之預告登記，應由請求權人檢附登記名義人之同意書為之：一、關於土地權利移轉或使其消滅之請求權。二、土地權利內容或次序變更之請求權。三、附條件或期限之請求權。前項預告登記未塗銷前，登記名義人就其土地所為之處分，對於所登記之請求權有妨礙者無效。預告登記，對於因徵收、法院判決或強制執行而為新登記，無排除之效力。」……………………………（第四則）

性騷擾防制法

1 第二十五條：「意圖性騷擾，乘人不及抗拒而為親吻、擁抱或觸摸其臀部、胸部或其他身體隱私處之行為者，處二年以下有期徒刑、拘役或科或併科新臺幣十萬元以下罰金。前項之罪，須告訴乃論。」（第九則）

信託法

1 第三條：「委託人與受益人非同一人者，委託人除信託行為另有保留外，於信託成立後不得變更受益人或終止其信託，亦不得處分受益人之權利。

但經受益人同意者，不在此限。」……………………（第二十一則）

2 第十條：「受託人死亡時，信託財產不屬於其遺產。」……（第二十二則）

4 第十一條：「受託人破產時，信託財產不屬於其破產財團。」…………………………（第二十二則）

3 第十二條：「對信託財產不得強制執行。但基於信託前存在於該財產之權利、因處理信託事務所生之權利或其他法律另有規定者，不在此限。違反前項規定者，委託人、受益人或受託人得於強制執行程序終結前，向執行法院對債權人提起異議之訴。強制執行法第十八條第二項、第三項之規定，於前項情形，準用之。」……………（第二十二則）

4 第十五條：「信託財產之管理方法，得經委託人、受託人及受益人之同意變更。」……………………………………（第二十一則）

5 第十六條：「信託財產之管理方法因情事變更致不符合受益人之利益時，委託人、受益人或受託人得聲請法院變更之。前項規定，於法院所定之管理方法，準用之。」…………………………………（第二十一則）

6 第三十六條第一項至第三項：「受託人除信託行為另有訂定外，非經委託人及受益人之同意，不得辭任。但有不得已之事由時，得聲請法院許可其辭任。受託人違背其職務或有其他重大事由時，法院得因委託人或受益人之聲請將其解任。前二項情形，除信託行為另有訂定外，委託人得指定新受託人，如不能或不為指定者，法院得因利害關係人或檢察官之聲請選任新受託人，並為必要之處分。」……………（第二十一則）

7 第四十五條第一項：「受託人之任務，因受託人死亡、受破產、監護或輔助宣告而終了。其為法人者，經解散、破產宣告或撤銷設立登記時，亦同。三十六條第三項之規定，於前項情形，準用之。」（第二十一則）

醫療法

1 第六十三條：「醫療機構實施手術，應向病人或其法定代理人、配偶、親屬或關係人說明手術原因、手術成功率或可能發生之併發症及危險，並經其同意，簽具手術同意書及麻醉同意書，始得為之。但情況緊急者，不在此限。前項同意書之簽具，病人為未成年人或無法親自簽具者，得由其法定代理人、配偶、親屬或關係人簽具。第一項手術同意書及麻醉同意書格式，由中央主管機關定之。」……………（常見實例問題Q1）

2 第六十四條：「醫療機構實施中央主管機關規定之侵入性檢查或治療，應向病人或其法定代理人、配偶、親屬或關係人說明，並經其同意，簽具同意書後，始得為之。但情況緊急者，不在此限。前項同意書之簽具，病人為未成年人或無法親自簽具者，得由其法定代理人、配偶、親屬或關係人簽具。」……………………………（常見實例問題Q1）

長期照顧法

1 第四十四條：「長照機構及其人員應對長照服務使用者予以適當之照顧與保護，不得有遺棄、身心虐待、歧視、傷害、違法限制其人身自由或其他侵害其權益之情事。」…………………………（常見實例問題Q2）

精神衛生法

1 第四十一條：「（第一項）嚴重病人傷害他人或自己或有傷害之虞，經專科醫師診斷有全日住院治療之必要者，其保護人應協助嚴重病人，前往精神醫療機構辦理住院。（第二項）前項嚴重病人拒絕接受全日住院治療者，直轄市、縣（市）主管機關得指定精神醫療機構予以緊急安置，並交由二位以上直轄市、縣（市）主管機關指定之專科醫師進行強制鑑定。但於離島地區，強制鑑定得僅由一位專科醫師實施。（第三項）前項強制鑑定結果，仍有全日住院治療必要，經詢問嚴重病人意見，仍拒絕接受或無法表達時，應即填具強制住院基本資料表及通報表，並檢附嚴重病人及其保護人之意見及相關診斷證明文件，向審查會申請許可強制住院；強制住院可否之決定，應送達嚴重病人及其保護人。（第四項）第二項之緊急安置及前項之申請強制住院許可，由直轄市、縣（市）主管機關委託指定精神醫療機構辦理之；緊急安置、申請強制住院之程序、應備文件及其他應遵行事項之辦法，由中央主管機關定之。」（常見實例問題Q2）

1 第四十二條：「（第一項）緊急安置期間，不得逾五日，並應注意嚴重病人權益之保護及進行必要之治療；強制鑑定，應自緊急安置之日起二日內完成。經鑑定無強制住院必要或未於前開五日期間內取得強制住院許可時，應即停止緊急安置。（第二項）強制住院期間，不得逾六十日。但經二位以上直轄市、縣（市）主管機關指定之專科醫師鑑定有延長之必要，並報經審查會許可者，得延長之；其延長期間，每次以六十日為限。強制住院期間，嚴重病人病情改善而無繼續強制住院必要者，指定精神醫療機構應即為其辦理出院，並即通報直轄市、縣（市）主管機關。

強制住院期滿或審查會認無繼續強制住院之必要者，亦同。（第三項）經緊急安置或強制住院之嚴重病人或其保護人，得向法院聲請裁定停止緊急安置或強制住院。嚴重病人或保護人對於法院裁定有不服者，得於裁定送達後十日內提起抗告，對於抗告法院之裁定不得再抗告。聲請及抗告期間，對嚴重病人得繼續緊急安置或強制住院。（第四項）前項之聲請及抗告期間，法院認有保障嚴重病人利益之必要時，得依聲請以裁定先為一定之緊急處置。對於緊急處置之裁定不得聲明不服。（第五項）經中央主管機關認可之病人權益促進相關公益團體，得就強制治療、緊急安置進行個案監督及查核；其發現不妥情事時，應即通知各該主管機關採取改善措施，並得基於嚴重病人最佳利益之考量，準用第三項規定，向法院聲請裁定停止緊急安置或強制住院。（第六項）第三項聲請及前條第三項之申請，得以電訊傳真或其他科技設備為之。」．（常見實例問題Q2）

病人自主權利法

1 第十四條：「病人符合下列臨床條件之一，且有預立醫療決定者，醫療機構或醫師得依其預立醫療決定終止、撤除或不施行維持生命治療或人工營養及流體餵養之全部或一部：一、末期病人。二、處於不可逆轉之昏迷狀況。三、永久植物人狀態。四、極重度失智。五、其他經中央主管機關公告之病人疾病狀況或痛苦難以忍受、疾病無法治癒且依當時醫療水準無其他合適解決方法之情形。前項各款應由二位具相關專科醫師資格之醫師確診，並經緩和醫療團隊至少二次照會確認。醫療機構或醫師依其專業或意願，無法執行病人預立醫療決定時，得不施行之。前項情形，醫療機構或醫師應告知病人或關係人。醫療機構或醫師依本條規定終止、撤除或不施行維持生命治療或人工營養及流體餵養之全部或一部，不負刑事與行政責任；因此所生之損害，除有故意或重大過失，且違反病人預立醫療決定者外，不負賠償責任。」……………………（常見實例問題Q3）

安寧緩和醫療條例

1 第七條：「（第一項）不施行心肺復甦術或維生醫療，應符合下列規定：一、應由二位醫師診斷確為末期病人。二、應有意願人簽署之意願書。但未成年人簽署意願書時，應得其法定代理人之同意。未成年人無法表達意願時，則應由法定代理人簽署意願書。（第二項）前項第一款之醫師，應具有相關專科醫師資格。（第三項）末期病人無簽署第一項第二款之意願書且意識昏迷或無法清楚表達意願時，由其最近親屬出具同意書代替之。無最近親屬者，應經安寧緩和醫療照會後，依末期病人最大利益出具醫囑代替之。同意書或醫囑均不得與末期病人於意識昏迷或無法清楚表達意願前明示之意思表示相反。（第四項）前項最近親屬之範圍如下：一、配偶。二、成年子女、孫子女。三、父母。四、兄弟姐妹。五、祖父母。六、曾祖父母、曾孫子女或三親等旁系血親。七、一親等直系姻親。（第五項）末期病人符合第一項至第四項規定不施行心肺復甦術或維生醫療之情形時，原施予之心肺復甦術或維生醫療，得予終止或撤除。（第六項）第三項最近親屬出具同意書，得以一人行之；其最近親屬意思表示不一致時，依第四項各款先後定其順序。後順序者已出具同意書時，先順序者如有不同之意思表示，應於不施行、終止或撤除心肺復甦術或維生醫療前以書面為之。」………（常見實例問題Q3）

人體器官移植條例

1 第八條第一項：「醫院自活體摘取器官施行移植手術，除第二項另有規定外，應符合下列各款規定：一、捐贈者應為二十歲以上，且有意思能力。二、經捐贈者於自由意志下出具書面同意，及其最近親屬之書面證明。三、捐贈者經專業之心理、社會、醫學評估，確認其條件適合，並提經醫院醫學倫理委員會審查通過。四、受移植者為捐贈者五親等以內之血親或配偶。」……………………………………（常見實例問題Ｑ4）

就業服務法

1 第五條第二項第二款：「雇主招募或僱用員工，不得有下列情事：一、為不實之廣告或揭示。二、違反求職人或員工之意思，留置其國民身分證、工作憑證或其他證明文件，或要求提供非屬就業所需之隱私資料。三、扣留求職人或員工財物或收取保證金。四、指派求職人或員工從事違背公共秩序或善良風俗之工作。五、辦理聘僱外國人之申請許可、招募、引進或管理事項，提供不實資料或健康檢查檢體。六、提供職缺之經常性薪資未達新臺幣四萬元而未公開揭示或告知其薪資範圍。」……（常見實例問題Ｑ7）

勞動基準法

1 第十一條：「非有左列情事之一者，雇主不得預告勞工終止勞動契約：一、歇業或轉讓時。二、虧損或業務緊縮時。三、不可抗力暫停工作在一個月以上時。四、業務性質變更，有減少勞工之必要，又無適當工作可供安置時。五、勞工對於所擔任之工作確不能勝任時。」……（常見實例問題Q6）

2 第十二條第一項：「勞工有左列情形之一者，雇主得不經預告終止契約：一、於訂立勞動契約時為虛偽意思表示，使雇主誤信而有受損害之虞者。二、對於雇主、雇主家屬、雇主代理人或其他共同工作之勞工，實施暴行或有重大侮辱之行為者。三、受有期徒刑以上刑之宣告確定，而未諭知緩刑或未准易科罰金者。四、違反勞動契約或工作規則，情節重大者。五、故意損耗機器、工具、原料、產品，或其他雇主所有物品，或故意洩漏雇主技術上、營業上之秘密，致雇主受有損害者。六、無正當理由繼續曠工三日，或一個月內曠工達六日者。」……………（常見實例問題Q7）

3 第五十四條第一項：「勞工非有下列情形之一，雇主不得強制其退休：一、年滿六十五歲者。二、身心障礙不堪勝任工作者。」（常見實例問題Q6）

就業服務法施行細則

1　第一條之一：「（第一段）本法第五條第二項第二款所定隱私資料，包括下列類別：一、生理資訊：基因檢測、藥物測試、醫療測試、HIV檢測、智力測驗或指紋等。二、心理資訊：心理測驗、誠實測試或測謊等。三、個人生活資訊：信用紀錄、犯罪紀錄、懷孕計畫或背景調查等。（第二段）雇主要求求職人或員工提供隱私資料，應尊重當事人之權益，不得逾越基於經濟上需求或維護公共利益等特定目的之必要範圍，並應與目的間具有正當合理之關聯。」……………………（常見實例問題Q7）

行政司法函釋

1　司法院少年及家事廳廳少家二字第一〇一〇〇〇三〇四一三號：「程序監理人應由法院從社會福利主管機關社福機構所屬人員，以及其他相關公會所推薦之人員中選任，協助受監理人與法院溝通，並保護受監理人之利益，故應以自然人為限」。……………………（第十九則）

2　內政部（八十一）台內地字第八一一一七四〇號函：「本件土地所有權人將其土地贈與其未成年子女，如其未成年子女已滿七歲，且其贈與係無負擔而為純獲法律上利益者，自得由其未成年子女以自己之名義為受贈之意思表示，毋須得其法定代理人之同意，亦毋須由其法定代理人代為意思表示⋯⋯」。⋯⋯⋯⋯⋯⋯⋯⋯⋯⋯⋯⋯⋯⋯⋯（第一則）

3 內政部營建署營署宅字第一〇二〇〇二三九五六號函⋯⋯⋯⋯（第一則）

4 法務部法律字第一〇七〇三五〇三一四〇號函⋯⋯⋯⋯⋯⋯（第一則）

5 法務部二〇一三年五月十五日法律字第一〇一〇〇一九七四四〇號函：「按結婚屬身分行為，應以結婚當事人有結婚能力且意思一致為必要，而不必具有完全行為能力。所謂結婚能力，係指當事人能理解結婚之意義及其效果之能力為已足，以有意思能力為已足，不必有行為能力。又身分行為除法律另有規定外，均不得代理。因此，受監護宣告之人於回復常態有意思能力時，仍得自行為結婚之身分行為，而不得由監護人代理申請辦理結婚登記。」⋯⋯⋯⋯⋯⋯⋯⋯⋯⋯（第七則）

6 司法院六十四台函民字第〇三二八二號：「查無行為能力制度，係以防止無行為能力人之財產散失為目的，僅對財產上之行為有其適用。至於身分上之行為，禁治產人於回復常態有意思能力時，仍得為之。」（第

七則）

法院判決

11 台灣臺中地方法院刑事一〇〇年度訴字第二二〇〇號判決……（第九則）

12 台灣臺中地方法院一〇七年度家聲抗字第五十四號裁定……（常見實例案例Q5）

13 台灣彰化地方法院一〇一年度監宣字第一五五號民事判決……（第十二則）

14 台灣彰化地方法院一〇七年度監宣字第一一八號民事裁定……（第十五則）

其他資料

1 二〇一四年度公證實務研討會法律問題……（第八則）

2 台灣失智症關懷協會對失智症病程之說明 http://www.tada2002.org.tw/About/IsntDementia#bn2……（第九則）

3 邱銘章、湯麗玉，失智症照護指南，二〇〇九，原水文化……（第九則）

4 吳柏緯撰文，吳逸驊攝影，「被高齡失智凍結的資產，今日困住家屬、明日動搖國本」，報導者，二〇一九年三月六日。網址：https://www.twreporter.org/a/dementia-financial-crisis-trust……（第十四則）

5 秦宛萱撰文，「高齡日本失智症患者掌握一四三兆日圓資產 這筆錢怎麼辦？」，信傳媒，二〇一八年十月十六日。網址：https://www.cmmedia.com.tw/home/articles/12281 ……（第十四則）

6 黃敬哲撰文，「超高齡社會的金融問題，日本近一四三兆資產恐被凍結」，科技新報，二〇一八年十月十五日。網址：https://technews.tw/2018/10/15/ultra-high-youth-social-funding- problem-close-to-japan-143-trillion-frozen-frozen/ ……（第十四則）

7 記者陳怡慈撰文，「金管會擬引進監護信託制」，經濟日報，二〇一八年十月十八日。網址：https://money.udn.com/money/story/5613/3427905 ……（第十四則）

8 經濟日報二〇一九年五月五日報導，https://money.udn.com/money/story/5613/3795354……（第十六則）

9 中華民國信託業商業同業公會，http://www.trust.org.tw/tw….（第二十二則）

10 黃詩淳、吳英傑《監護制度支援信託之研究：以受託人義務及監督方式

其他資料 8 新聞

其他資料 2 台灣失智症關懷協會對失智症病程之說明

其他資料 9 中華民國信託業商業同業公會

其他資料 4 新聞

其他資料 5 新聞

其他資料 6 新聞

其他資料 7 新聞

為中心》……（第二十三則）

【最新增訂】

失智病友的法律防線，律師為您解惑！

財產遭侵占、誤入詐騙陷阱、被控竊盜或性騷擾、情緒失控攻擊人……，失智症衍生的犯罪問題、糾紛，日益增多，法律上應該如何防範與應對？透過以下有聲書，可以大致理解若遇到失智症時，可能會歷經的法律程序；您可以透過對於法律程序的初步理解，進而翻閱本書對應的章節進一步閱讀。

Q1 失智症確診後，應該怎樣做？

Q2 拿到失智症診斷證明後，要到哪裡的法院申請？

Q3 輔助宣告和監護宣告有什麼不同？

Q4 如何申請輔助或監護宣告？需要什麼文件？當事人或醫生需要到場嗎？

Q5 如果失智病友沒有直系親屬，由誰來擔任輔助人或監護人？

Q6 監護人或輔助人不適任或死亡，可以換人嗎？

Q7 若被誤判為失智症，可以撤銷監護宣告或輔助宣告嗎？

Q8 申請輔助或監護宣告前，家屬可否先幫失智病友轉移財產？

Q9 受輔助或監護的失智病友可以買車、投資，或結婚嗎？

Q10 失智病友若再婚，可以撤銷配偶繼承遺產的權利嗎？

Q11 失智病友竊盜、暴力、性騷擾，是否有刑事或民事上的問題？監護人有沒有連帶責任？

Q12 監護人可以拘束失智病友行動嗎？

Q13 失智病友可以預立遺囑嗎？

Q14 失智病友的監護人能對失智病友的財產為所欲為？或挪用至自己名下？

Q15 可以用信託機制來保護失智病友嗎？

Q16 信託後，病友若過世，信託內的存款或不動產怎麼辦？

Q17 已經輔助宣告後，沒有財產的病友，應該由誰來照護或監護？

Q18 若病友有急救、病危、動手術時，監護人可以簽署手術或急救同意書嗎？

Q19 雇主可以解雇失智症員工嗎？

國家圖書館出版品預行編目資料

守護失智病友的法律攻略 / 林致平，方瑋晨，
黃麗容，廖國翔，李佑均著．-- 二版．-- 臺北市：
幸福綠光，新自然主義，2020.08
面；公分
ISBN 978-957-9528-84-9(平裝)
1. 失智症 2. 法律諮詢

415.934023　　109008174

守護失智病友的法律攻略【增訂版】

親友失智了，在法律上怎麼保護他們、也保護自己？

策　　畫：有澤法律事務所
作　　者：林致平、方瑋晨、黃麗容、廖國翔、李佑均
責任編輯：何　喬、謝宜芸
美術編輯：洪祥閔
社　　長：洪美華

出　　版：幸福綠光股份有限公司
地　　址：台北市杭州南路一段 63 號 9 樓之 1
電　　話：(02)2392-5338
傳　　真：(02)2392-5380
網　　址：www.thirdnature.com.tw
E-mail：reader@thirdnature.com.tw
印　　製：中原造像股份有限公司
初　　版：2019 年 10 月
二　　版：2020 年 08 月
二版二刷：2024 年 03 月
郵撥帳號：50130123 幸福綠光股份有限公司
定　　價：新台幣 350 元 (平裝)

本書如有缺頁、破損、倒裝，請寄回更換。
ISBN 978-957-9528-84-9
總經銷：聯合發行股份有限公司
新北市新店區寶橋路 235 巷 6 弄 6 號 2 樓
電話：(02)2917-8022 傳真：(02)2915-6275